基础医学常规实验准备与操作技术

王迎伟　主编

科学出版社

北京

内 容 简 介

本书主要介绍基础医学的基本实验方法(包括实验准备方法)。本书编写由浅入深、循序渐进,可使学生能够独立且系统地实施从前期实验准备到具体实验操作这一完整的实验流程。

本书可作为医学、生物学、预防、药学、护理学、口腔学、医学影像学等相关专业本科生(五年制和七年制)和专科生的实验教材,也可供硕士研究生及相关学科医药工作者和研究人员参考使用。

图书在版编目(CIP)数据

基础医学常规实验准备与操作技术/王迎伟主编.
—北京:科学出版社,2013.7
ISBN 978 - 7 - 03 - 037746 - 3

Ⅰ. ①基… Ⅱ. ①王… Ⅲ. ①基础医学－实验
Ⅳ. ①R3 - 33

中国版本图书馆 CIP 数据核字(2013)第 121652 号

责任编辑:潘志坚 闵 捷 / 封面设计:殷 靓
责任印制:刘 学

斜 学 出 版 社 出版
北京东黄城根北街 16 号
邮政编码:100717
http://www.sciencep.com

南京展望文化发展有限公司排版
上海欧阳印刷厂有限公司印刷
科学出版社出版 各地新华书店经销

*

2013 年 7 月第 一 版 开本:889×1194 1/16
2013 年 7 月第一次印刷 印张:9¼
字数:264 000

定价:23.00 元

《基础医学常规实验准备与操作技术》
编辑委员会

序

　　医学是一门既要动脑又要动手的实践科学。在医学教育中实践教学具有举足轻重的地位。在高度提倡创新实验和研究型学习的今天,如何加强学生的"基础理论、基本知识和基本技能"的训练,打下扎实的实验基础,并培养学生的创新思维,拓展学生解决问题的综合能力等显得极为重要。为此,笔者组织了南京医科大学基础医学院"实验课程群"国家级教学团队和基础医学国家级实验教学示范中心部分教授和一线教学骨干编写了本书,旨在使本(专)科生及硕士研究生更好地掌握基础医学相关实验的准备方法和常规操作技术,并为今后顺利开展相关的创新实验和(或)科研课题奠定基础。

　　南京医科大学基础医学院的国家级基础医学实验教学中心于 2006 年获批,由形态学实验室、机能学实验室和人体解剖学实验室组建而成。目前,该中心拥有三门国家级精品课程,分别是医学形态实验学、医学机能实验学和人体结构学;实验课程群教学团队于 2009 年获国家级教学团队称号。此外,中心人员组织开展的本科生研究型学习成果《构建基础医学实践教学平台,培养创新型医学人才》获得江苏省(2009 年)高等教育教学成果一等奖。

　　本书主要介绍基础医学的基本实验方法,从实验准备工作开始,由浅入深、循序渐进地编写,其目的是让学生掌握基础医学的大部分实验准备方法和常用的实验技术。

　　本书围绕基础医学的常规实验进行了系统性地编写,符合医学实验的规律,可作为一本具备操作性的实用教材。但由于编写时间仓促、精力和水平有限,难免有不足之处,恳请各位读者给予批评和指正,以便今后改正和完善。

王迎伟

2013 年 4 月

前　言

　　一名医学生在学好医学基础理论知识的同时，又能掌握实验技能是高等医学院校培养医学生的重要环节。因此，为了加强学生的"三基"训练，笔者组织南京医科大学基础医学院的部分教授和教学骨干编写了本书。其内容包括：常规实验辅助材料的准备，玻璃器皿与器械的清洁处理与使用，试剂配制的常用仪器、器皿与方法，实验动物技术，无菌操作技术，微生物的常规培养技术，细胞与组织培养，组织标本的制作与染色，多克隆抗体的制备与应用，动物生物信号采集的方法。

　　本书的特点是：从学生进行实验的准备工作开始由浅入深、循序渐进地编写，并配以实验器材和部分仪器的照片，以期让学生尽快掌握基础医学相关实验的准备方法和常规操作技术。本书是一本综合了基础医学大多常规实验准备和操作技术的实用教材。

　　由于编写时间仓促，加上笔者编写经验有限，错误之处在所难免，恳请读者指正。

《基础医学常规实验准备与操作技术》编辑委员会

2013 年 4 月

目　录

基础医学和临床医学实验时需要大量的辅助实验材料。材料的充分准备和有序安排,能方便实验操作,减少实验误差,保证实验结果的准确性。因而,辅助材料的准备是实验前的必备工作。这些材料主要包括台架夹钳、专用工具和设备耗材等。本章介绍常用的实验材料和准备方法。

第一节 实验基本材料

一 试剂瓶

试剂瓶是用于盛放各种化学试剂的瓶子,一般不耐热。试剂瓶按材质分为玻璃瓶和塑料瓶。另按瓶口大小、盛放物质分为广口瓶和细口瓶。广口瓶盛放固体粉末,细口瓶盛放液体试剂。此外,按颜色分为棕色瓶和无色瓶。棕色瓶用于放避光的试剂。瓶口带有磨口滴管的,叫滴瓶。大多数瓶口内部为磨砂设计,能保持试剂瓶密封,防止试剂外漏、瓶内试剂吸潮和浓度变化。现在绝大多数实验室使用的是最初由德国公司设计的试剂瓶(现已国产化),因为其盖子为蓝色塑料材质,也称作蓝盖试剂瓶(图1-1)。

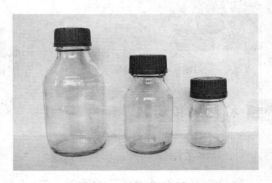

图 1-1 蓝盖试剂瓶

(一)广口瓶和细口瓶

1. 定义

(1)广口瓶是用于盛放固体试剂的玻璃容器(图1-2)。其中,棕色瓶用于盛放需避光保存的试剂,如硝酸银、硫酸铜和过硫酸铵等。

(2)细口瓶用于存放液体试剂,因此,瓶口比较小。避光保存的试剂需放入棕色瓶,如邻甲苯胺、异丙醇和正庚烷等(图1-3)。

2. 使用注意事项

(1)试剂瓶不能用于加热。

(2)取用试剂时,瓶塞要倒放在桌上,用后将瓶塞塞紧,必要时密封。由于瓶口内侧磨砂,跟玻璃磨砂塞配套,因而玻璃塞的广口瓶不能盛放强碱性试剂。如果盛放碱性试剂,要改用橡皮塞,因为强碱的氢氧根离子与玻璃中的二氧化硅反应,生成物会使瓶口与瓶塞粘连。

(3)摆放时标签向外。

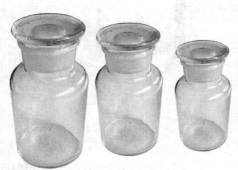

图 1-2 广口瓶

(4)细口瓶倾倒时标签冲手心,残液流下不会腐蚀标签。

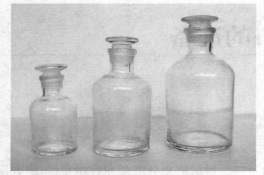 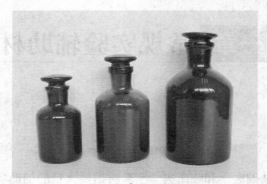

无色细口瓶   棕色细口瓶

图 1-3   细口瓶

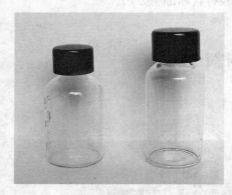

图 1-4   血清瓶

（二）不同容量的试剂瓶

一般来说，根据实验需要，要准备各种不同容量规格的试剂瓶来盛装试剂，例如 50 ml、100 ml、250 ml、500 ml、1 000 ml 和 2 000 ml 等。

（三）血清瓶

血清瓶由硼硅酸盐玻璃制作，可高压灭菌或干热灭菌，可选用胶塞盖或带胶垫铝盖。有 100 ml、250 ml、500 ml 和 1 000 ml 等规格，装培养液用（图 1-4）。

二　称量纸和药匙

（一）称量纸

称量纸可用于各种样品的称重，其特点是透明和光滑，能够用来定量转移。操作时，需要根据实际称取样品的量来选择合适大小的称量纸，例如 75 mm×75 mm、90 mm×90 mm、100 mm×100 mm、120 mm×120 mm 和 150 mm×150 mm 等（图 1-5）。

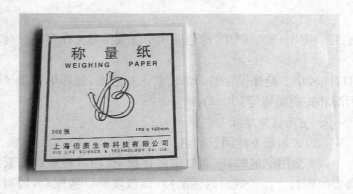 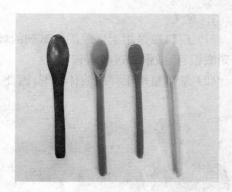

图 1-5   称量纸   图 1-6   药匙

（二）药匙

1. 定义　药匙用于取用粉末状或小颗粒状的固体试剂（图 1-6）。按质地可分为玻璃药匙、塑料药匙、牛角药匙和不锈钢药匙等。

2. 使用注意事项

（1）根据试剂用量不同，药匙应选用大小合适的。

（2）不能用药匙取用热药品，也不要接触酸、碱溶液。

（3）取用药品后，应及时用纸把药匙擦干净。

（4）药匙最好专匙专用，用玻璃棒制作的小玻璃勺子可长期存放于盛有固体试剂的小广口瓶中，无需每次洗涤。

三　移液器枪头与枪头盒

（一）移液器枪头

移液器枪头又称移液器吸头、移液器吸嘴，简称"枪头"（图1-7）。不同规格的移液器要准备不同规格的枪头，按最大量程分为5 000 μl 白色、1 000 μl 蓝色、200 μl 黄色和20 μl 白色四种。目前市场销售的有灭菌和未灭菌两种枪头。其中灭菌的枪头可以直接使用。未灭菌的枪头需要处理后使用，例如 DEPC 水浸泡、高压蒸汽灭菌等，主要目的是去除残留在枪头上的 DNA 酶、RNA 酶、DNA、热源质和 ATP 等。

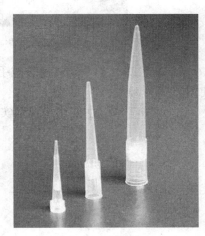

图1-7　枪头

（二）枪头盒

为了灭菌和使用方便，枪头一般都装在枪头盒内（图1-8），不同规格的枪头要准备相应规格的枪头盒。

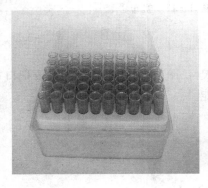 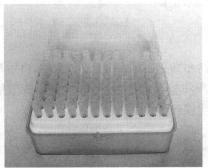 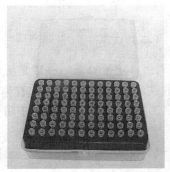

图1-8　枪头盒

四　手套与口罩

（一）手套

1. 一次性薄膜手套　采用聚乙烯 LDPE、HDPE、LLDPE 吹膜压制而成（图1-9）。其产品特点：经济实惠，手套表面经凹凸加工，可防粘连，可左右手混用，具有防水、防油污、防细菌、耐酸耐碱的功能。

2. 一次性乳胶手套　采用天然乳胶材料制成，净化处理，具有极好的拉伸力和防静电功能（图1-10）。"微糙面"提供良好的灵巧性和牢固的抓握力，并具有耐酸碱和抗菌防臭的良好性能。

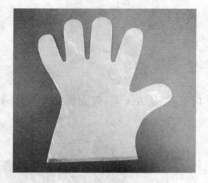
图 1-9 一次性薄膜手套

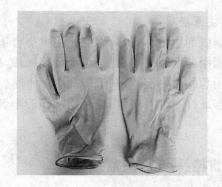
图 1-10 一次性乳胶手套

3. **厚乳胶手套** 又称耐酸碱手套,主要用于接触强酸强碱等腐蚀性液体时的防护,清洗后可反复使用(图 1-11)。

4. **帆布手套** 主要用于抓取实验动物,例如家兔、大鼠等,防止被动物抓伤或咬伤(图 1-12)。

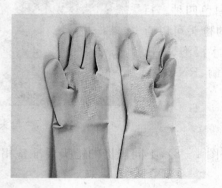
图 1-11 厚乳胶手套

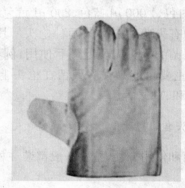
图 1-12 帆布手套

(二)口罩

1. **一次性口罩** 一般是无纺布质地(图 1-13)。长方形口罩尺寸 18 cm × 9 cm。使用者要把口罩上的铁丝按在鼻梁上,再顺着鼻梁将整个口罩摊开来,才能发挥效能。

2. **纱布口罩** 主要用于防尘或防毒(图 1-14)。

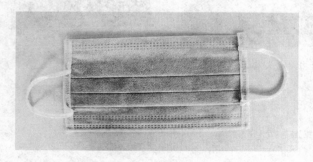
图 1-13 一次性口罩

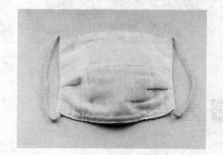
图 1-14 纱布口罩

五 标签纸与记号笔

(一)标签纸

标签纸主要用于标记试剂瓶,根据试剂瓶规格选择不同大小的标签纸(图 1-15)。

（二）记号笔

记号笔主要用于标记 EP 管、试管和离心管等，要选用油性记号笔，常用的颜色有红色、黑色和蓝色（图 1-16）。

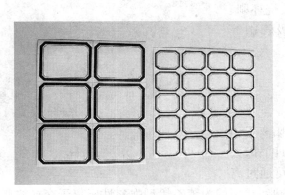

图 1-15　标签纸

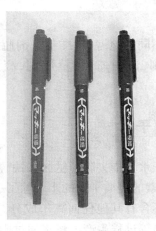

图 1-16　记号笔

六　pH 试纸

pH 试纸是一种检验溶液酸碱度的变色试纸（图 1-17）。从它的颜色变化评价溶液的酸碱性，十分方便。按测量精度可分 0.2 级、0.1 级、0.01 级或更高精度。例如，检测范围 pH1~14 的 pH 试纸，精度较低，比色卡分格为 1—2—3—4—5—6—7—8—9—10—11—12—13—14；检测范围 pH1.0~2.8 的 pH 试纸，精度较高，比色卡分格是 1.0—1.3—1.6—1.8—2.0—2.2—2.5—2.8。

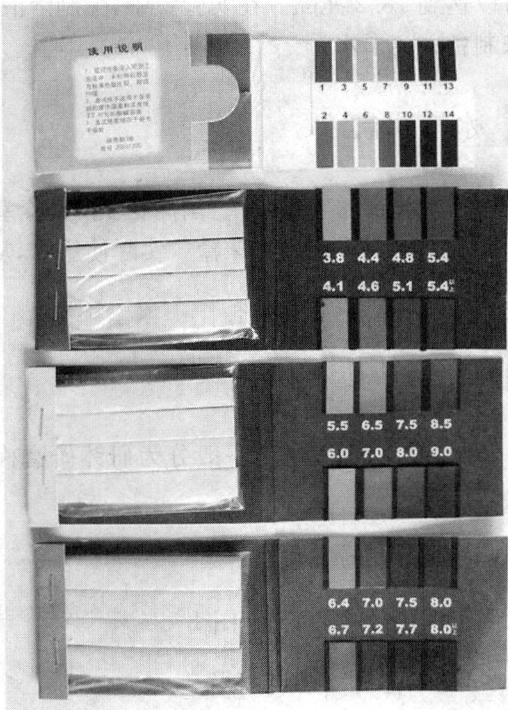

（一）使用方法

1. 检验溶液的酸碱度　取一条或一小块试纸放在表面皿或玻璃片上，用洁净的玻璃棒蘸取待测液，点滴于试纸的中部，观察变化稳定后的颜色，与标准比色卡对比，判断溶液的性质。

2. 检验气体的酸碱度　先用蒸馏水把试纸润湿，粘在玻璃棒的一端，再送到盛有待测气体的容器口附近，观察颜色的变化，判断气体的性质（试纸不能触及器壁）。

（二）注意事项

（1）试纸不可直接伸入溶液。

（2）试纸不可接触试管口、瓶口、导管口等。

（3）测定溶液的 pH 时，试纸不可事先用蒸馏水润湿，因为润湿试纸相当于稀释被检验的溶液，这

图 1-17　pH 试纸

会导致测量不准确。正确的方法是用蘸有待测溶液的玻璃棒点滴在试纸的中部,待试纸变色稳定后,再与标准比色卡比较来确定溶液的 pH。

（4）取出试纸后,应将盛放试纸的容器盖严,以免被实验室的一些气体污染。

七 刷子

根据不同实验需要,准备试剂瓶刷、试管刷、烧杯刷、玻璃烧杯刷、三角瓶刷、量瓶刷、滴定管刷和吸管刷等（图 1-18）。

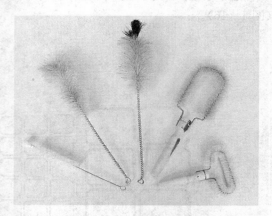

图 1-18 刷子

八 去离子水

去离子水是指去除了钠、钙、铁、铜等元素的阳离子和氯、溴等元素的阴离子后的水。除了 H_3O^+ 和 OH^- 外,去离子水中不含有其他任何离子成分。去离子水可通过离子交换分离等过程生产。将水通过阳离子交换树脂(常用的为苯乙烯型强酸性阳离子交换树脂),使水中的阳离子被树脂吸收,树脂上的阳离子 H^+ 被置换到水中,并和水中的阴离子组成相应的无机酸。含这种无机酸的水再通过阴离子交换树脂(常用的为苯乙烯型强碱性阴离子交换树脂),将 OH^- 置换到水中,和水中的 H^+ 结合成水,此即去离子水。由于去离子水中的离子数可以被人为地控制,从而使它的电阻率、溶解度、腐蚀性、病毒细菌等物理、化学及病理等指标均得到良好的控制。去离子水的最高电阻率可以达到 18.2 兆欧。在实验室中,配制溶液时最好使用去离子水。现在大多数实验室都安装纯水机用来制备去离子水。

九 冰与冰盒

许多实验都需要在冰上操作,因此,实验室最好安装一台制冰机。冰盒多采用泡沫盒。实际使用时,从制冰机中取出碎冰放入冰盒即可。

十 研磨杵

研磨杵,也称研磨棒,一般分为研钵研磨杵和微量离心管研磨杵。

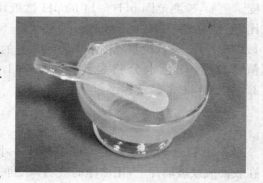

图 1-19 研钵研磨杵

（一）研钵研磨杵

用于大块组织的研磨（图 1-19）。

（二）微量离心管研磨杵

用于少量组织的研磨（图 1-20）。

十一 吸量管

吸量管是具有刻度的直形玻璃管（图 1-21）,常用的吸量管有

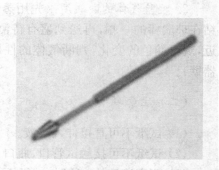

图 1-20 微量离心管研磨杵

1 ml、2 ml、5 ml 和 10 ml 等规格。

（一）使用方法

（1）使用时,应先将吸量管洗净,自然沥干,并用待量取的溶液少许荡洗 3 次。

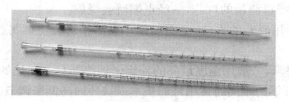

图 1-21　吸量管

（2）然后以右手拇指及中指捏住管颈标线以上的地方,将吸量管插入溶液液面下约 1 cm,不应伸入太多,以免管尖外壁粘有过多溶液,也不应伸入太少,以免液面下降后吸空。左手拿橡皮吸球（一般用 60 ml 洗耳球）轻轻将溶液吸上,眼睛注意正在上升的液面位置,吸量管应随容器内液面下降而下降,当液面上升到刻度标线以上约 1 cm 时,迅速用右手示指堵住管口,取出吸量管,用滤纸条拭干吸量管下端外壁,并使与地面垂直,稍微松开右手示指,使液面缓缓下降,此时视线应平视标线,直到弯月面与标线相切,立即按紧示指,使液体不再流出,并使出口尖端接触容器外壁,以除去尖端外残留溶液。

（3）再将吸量管移入准备接受溶液的容器中,使其出口尖端接触器壁,容器微倾斜,吸量管直立,然后放松右手示指,使溶液顺壁流下,待溶液停止流出后,一般等待 15 s 拿出。

（4）注意此时吸量管尖端仍残留有一滴液体,如果吸量管没有标识“吹”字,则不可吹出残留液体。

（二）注意事项

（1）吸量管不应在烘箱中烘干。
（2）吸量管不能移取太热或太冷的溶液。
（3）同一实验中应尽可能使用同一支吸量管。
（4）吸量管在使用完毕后,应立即用自来水及蒸馏水冲洗干净,置于吸量管架上。
（5）在使用吸量管时,为了减少测量误差,每次都应以最上面刻度（0 刻度）处为起始点,往下放出所需体积的溶液,而不是需要多少体积就吸取多少体积。

十二　酒精灯

酒精灯是以酒精为燃料的加热工具,用于加热物体。酒精灯由灯体、灯芯管和灯帽组成（图1-22）。

（一）使用方法

（1）新购置的酒精灯应首先配置灯芯。灯芯通常用多股棉纱线拧在一起,插进灯芯瓷套管中。灯芯不要太短,一般浸入酒精后还要长 4～5 cm。对于旧灯,特别是长时间未用的灯,在取下灯帽后,应提起灯芯瓷套管,用洗耳球轻轻地向灯内吹一下,以赶走其中聚集的酒精蒸气,再放下套管检查灯芯,若灯芯不齐或烧焦都应用剪刀修整为平头等长。

（2）新灯或旧灯壶内酒精少于其容积 1/4 时应添加酒精。酒精不能装得太满,以不超过灯壶容积的 2/3 为宜（酒精量太少则灯壶中酒精蒸气过

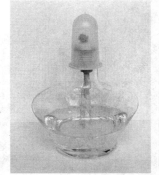

图 1-22　酒精灯

多,易引起爆燃;酒精量太多则受热膨胀,易使酒精溢出,发生事故)。添加酒精时一定要借助小漏斗,以免将酒精洒出。燃着的酒精灯,若需添加酒精,必须熄灭火焰。绝不允许燃着时加酒精,否则很易着火,造成事故。

(3)新灯加完酒精后须将新灯芯放入酒精中浸泡,而且移动灯芯套管使每段灯芯都浸透,然后调好其长度,才能点燃。因为未浸过酒精的灯芯,一经点燃就会烧焦。

(4)点燃酒精灯一定要用燃着的火柴,绝不能用一盏酒精灯去点燃另一盏酒精灯。否则易将酒精洒出,引起火灾。

(5)加热时若无特殊要求,一般用温度最高的外焰来加热器具。加热的器具与灯焰的距离要合适,过高或过低都不正确。与灯焰的距离通常用灯的垫木或铁环的高低来调节。被加热的器具必须放在支撑物(三脚架、铁环等)上或用坩埚钳、试管夹夹持,绝不允许手拿仪器加热。

(6)加热完毕或要添加酒精需熄灭灯焰时,用灯帽将其盖灭。如果是玻璃灯帽,盖灭后需再重盖一次,放走酒精蒸气,让空气进入,免得冷却后盖内造成负压使盖打不开;如果是塑料灯帽,则不用盖两次,因为塑料灯帽的密封性不好。绝不允许用嘴吹灭。

(7)酒精灯不用时,应盖上灯帽,以免酒精挥发,因为酒精灯中的酒精,不是纯酒精,所以挥发后会有水在灯芯上,致使酒精灯无法点燃。如长期不用,灯内的酒精应倒出,以免挥发,同时在灯帽与灯颈之间夹小纸条,以防粘连。

十三 其他

实验室还需要准备各种型号规格的试管、量筒、烧杯、锥形瓶、漏斗、容量瓶,还有滴管、滤纸、试管夹和温度计等(图1-23~图1-32)。

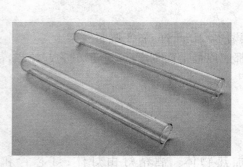

图1-23 试管

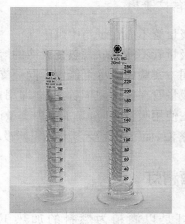

图1-24 量筒

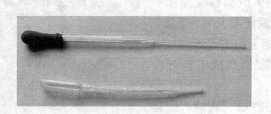

图1-25 滴管

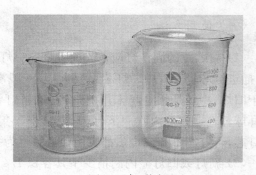

图1-26 烧杯

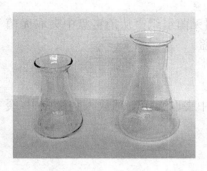

图1-27 锥形瓶

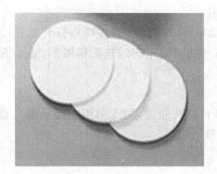

图1-28 滤纸

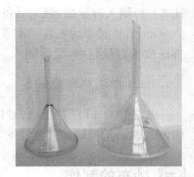

图1-29 漏斗

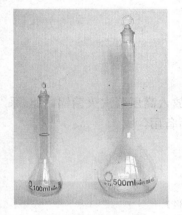

图1-30 容量瓶

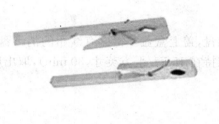

图1-31 试管夹

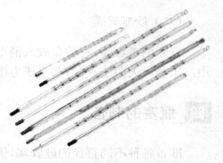

图1-32 温度计

第二节　微生物学相关实验的辅助材料

一　消毒盘和消毒筒

消毒盘和消毒筒用来放置需要消毒灭菌的实验材料,例如棉球、离心管、EP管等,在实际应用时要根据实验材料的大小来选择消毒盘或是消毒筒(图1-33)。

二　棉球的制作

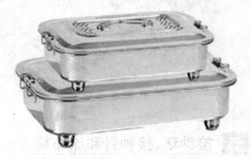

图1-33 消毒盘

(一) 无菌干棉球的制备

1. 消毒盘与干棉球的准备　打开消毒盘盖,将干棉球放入消毒盘,盖上盒盖。打开消毒盘盖,将组织镊放入消毒盘,盖上盒盖。

2. 无菌干棉球的制备　将盛有干棉球和组织镊的消毒盘放入高压蒸汽灭菌锅内胆,采用高压蒸汽灭菌法灭菌(蒸汽压力维持在15磅/平方英寸,即0.1 MPa,维持30 min),取出后备用。

(二) 酒精棉球的制备

1. 配制75%的酒精　准备1 000 ml容量瓶,分别量取无水乙醇750 ml和灭菌蒸馏水250 ml(体积比 3∶1)倒入容量瓶,混匀后备用。

2. 酒精棉球的制备　准备 200 ml 广口瓶(磨砂口),打开瓶盖,用无菌组织镊从消毒盘中夹取无菌棉球放入容量瓶中,缓缓倒入 75% 的酒精至棉球被酒精浸润,盖上瓶盖。

（三）碘酒棉球的制备

准备 200 ml 广口瓶(磨砂口),打开瓶盖,用无菌组织镊从消毒盘中夹取无菌棉球放入容量瓶中,缓缓倒入碘酒至棉球被碘酒浸润,盖上瓶盖。

三　纱布的制作

（一）裁剪纱布

将纱布裁剪成 5 cm×20 cm 大小,将其折成四层 5 cm×5 cm。

（二）纱布灭菌

打开消毒盘盖,将纱布放入消毒盘,盖上盒盖。将盛有纱布的消毒盘放入高压蒸汽灭菌锅内胆,采用高压蒸汽灭菌法灭菌(蒸汽压力维持在 15 磅/平方英寸,30 min),取出后备用。

四　瓶塞的制备

准备各种不同直径的硅胶塞,例如 5 mm、10 mm 和 15 mm 等(图 1-34)。

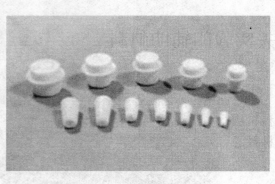

图 1-34　瓶塞

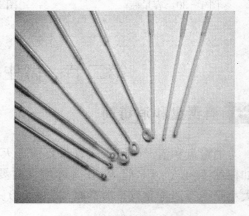

图 1-35　接种环和接种针

五　接种环、接种针和涂布棒

（一）接种环

1. 定义　接种环是细菌培养时常用的一种接种工具,广泛应用在微生物检测、细胞生物学和分子生物学等众多学科领域。接种环按材质不同一般可分为一次性塑料接种环和金属接种环(钢、铂金或者镍铬合金)(图 1-35)。

2. 接种环的使用

（1）划线法:用接种环蘸取含菌材料,在固体培养基表面划线。

（2）点植法:用接种环在固体培养基表面接触几点。

（3）倾注法：取少许含菌材料放入无菌培养皿中，倾注已融化的48℃左右的琼脂培养基，摇匀冷却。

（4）穿刺法：用接种环蘸取微生物穿刺进入半固体培养基深层培养。

（5）浸洗法：用接种环挑取含菌材料，在液体培养基中浸洗。

（二）接种针

接种针是接种时挑取菌丝块的必备工具。接种针通常是在铅棒的前端，附加一段镍铬合金的接种钩制成，手持的一端包上胶木（图1-35）。也可把自行车的钢条一端磨细并弯成小钩（钩长3～5 cm)制成接种针。

（三）涂布棒

细菌涂布棒，简称涂布棒，用于在固体培养基表面均匀涂布细菌。质地分为不锈钢、塑料和玻璃三种。涂布棒前端一般呈三角形，也有实验室自制简易L型涂布棒(图1-36)。

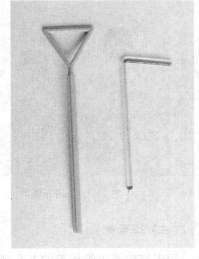

图1-36 涂布棒

六 培养皿、培养瓶和培养板

（一）培养皿

1. 定义 培养皿是用于盛载液体培养液或固体琼脂培养基的玻璃或塑料圆形器皿。培养皿由一个底和一个盖组成(图1-37)。培养皿一般用作培养细胞或者细菌。培养皿质地脆弱、易碎，故在清洗及拿放时应小心谨慎、轻拿轻放。使用完毕后，培养皿最好及时清洗干净，存放在安全、固定的位置，防止损坏、摔坏。

2. 分类

（1）按大小分为直径100 mm、60 mm 和35 mm 等。

（2）按材质分为玻璃培养皿和塑料培养皿。玻璃培养皿可以反复使用，塑料培养皿一般作一次性使用。

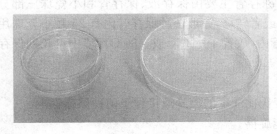

图1-37 培养皿

3. 培养皿的清洁 一般经过浸泡、刷洗、浸酸和冲洗四个步骤。

（1）浸泡：新的或用过的玻璃器皿要先用清水浸泡，软化和溶解附着物。新玻璃器皿使用前得先用自来水简单刷洗，然后用5‰盐酸浸泡过夜。用过的玻璃器皿往往附有大量蛋白质和油脂，干涸后不易刷洗掉，故用后应立即浸入清水中备刷洗。

（2）刷洗：将浸泡后的玻璃器皿放到洗涤剂水中，用软毛刷反复刷洗。不要留死角，并防止破坏器皿表面的光洁度。将刷洗干净的玻璃器皿洗净、晾干，备浸酸。

（3）浸酸：是将上述器皿浸泡到清洁液（又称酸液）中，通过酸液的强氧化作用清除器皿表面可能残留的物质。浸酸不应少于6 h，一般过夜或更长。

（4）冲洗：刷洗和浸酸后的器皿都必须用水充分冲洗，浸酸后器皿是否冲洗得干净，直接影响细胞培养的成败。手工洗涤浸酸后的器皿，每件器皿至少要反复"注水—倒空"15 次以上，最后用去离子水浸洗2～3 次，晾干或烘干后包装备用。

（二）培养瓶

用于细胞或组织培养的器皿(图1-38)。按大小分为50 ml、150 ml 和720 ml 等规格。

按材质分为玻璃培养瓶和塑料培养瓶。玻璃培养瓶可以反复使用,塑料培养瓶一般作一次性使用。

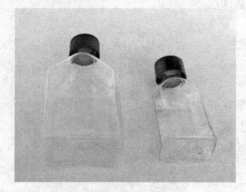

图 1-38　培养瓶

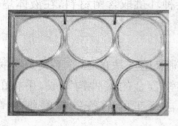
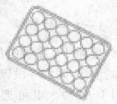

图 1-39　培养板

(三)培养板

用于细胞或组织培养的多孔塑料器皿(图 1-39),多作一次性使用,根据培养板上孔的数量分为 6 孔板、12 孔板、24 孔板、48 孔板和 96 孔板等。

七　冻存管和冻存盒

(一)冻存管

1. 定义　冻存管是菌种保存管的通称(图 1-40)。冻存管主要由保存液、保存管和小瓷珠三部分组成,它是一种实验室保存菌种的容器,用于菌种的保存或者转移,一般菌种保存管内有 25 颗小瓷珠用于细菌的吸附和保存。使用过程中,将细菌接种在保存管内,放置于-20℃或-80℃环境中可长期保存(-20℃可保存一年,-80℃可保存两年)。

2. 冻存管的使用步骤

(1)从细菌纯培养物中挑取新鲜培养物配成 3~4 麦氏比浊度的菌悬液接种于菌种保存管中。

(2)拧紧保存管,来回颠倒 4~5 次使细菌乳化,不能旋摇。

(3)把保存管放入冰箱保存(-80~-20℃)。

(二)冻存盒

冻存盒主要用于放置冻存管,便于在低温冰箱(-80~-20℃)中的分类保存和拿取(图 1-41)。

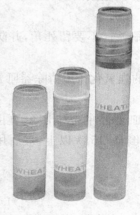

图 1-40　冻存管

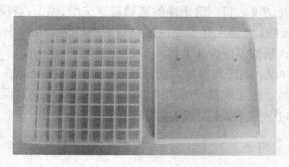

图 1-41　冻存盒

八　钢瓶、减压阀和液氮罐

（一）钢瓶

（1）钢瓶用于存放 CO_2、N_2 和 O_2 等气体（图 1-42）。

（2）使用注意事项（以 CO_2 钢瓶为例）。

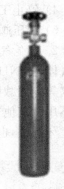

图 1-42　钢瓶

1）尽量避免钢瓶的温度过高：钢瓶应存放在阴凉、干燥、远离热源（如阳光、暖气、炉火）处，不得超过 31℃，以免液化 CO_2 液体随温度的升高体积膨胀而形成高压气体，对钢瓶产生更大的压力，而有爆炸的危险。

2）附属装置需正确且无泄漏：阀、接头及压力调节器装置需正确，无泄漏，没有损坏且状况良好。检查是否有泄漏问题，可用压力计等仪器测试，也可视情况使用肥皂水涂抹看是否起泡作简易测试。

3）CO_2 不得超量填充：如果灌装过量，当室温升高，体积膨胀，对钢瓶产生很大压力，此时又缺乏缓冲空间，当压力超过设计压力及泄压阀的泄气压力时，有发生爆裂或爆炸的危险。因此，液化 CO_2 的填充量，温带气候最好不要超过钢瓶容积的 75%（相当于 1.6534 磅/升），热带气候不要超过 66.7%（相当于 1.4704 磅/升）。

4）钢瓶千万不能卧放：如果钢瓶卧放，则靠近瓶口处多是液体，当打开减压阀时，冲出的液体将迅速气化，使其体积突然扩大至少 200 倍以上，可能大大超过塑料导气管的压力负荷，容易发生导气管爆裂并导致 CO_2 大量泄漏的意外。

5）旧瓶要定期接受安全检查：超过钢瓶使用安全规范年限（如 5 年）时，应该定期委托 CO_2 供货商，代为送交相关单位（如各地区合格的钢瓶安全检验站）接受压力测试合格之后再继续使用，从而确保安全性，减少意外事件发生。

（二）减压阀

实验中，经常要用到 O_2、N_2、H_2、Ar、CO_2 等气体。这些气体一般都是贮存在专用的高压气体钢瓶中。使用时应通过减压阀使气体压力降至实验所需范围，再经过其他控制阀门细调，使气体输入使用系统。最常用的减压阀为氧气减压阀，简称氧气表。

1. 氧气减压阀

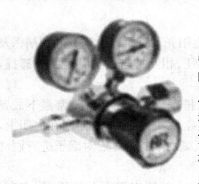

图 1-43　减压阀

（1）工作原理：氧气减压阀的高压腔与钢瓶连接，低压腔为气体出口，并通往使用系统（图 1-43）。高压表的示值为钢瓶内贮存气体的压力。低压表的出口压力可由调节螺杆控制。使用时先打开钢瓶总开关，然后顺时针转动低压表压力调节螺杆，使其压缩主弹簧并传动薄膜、弹簧垫块和顶杆而将活门打开。这样进口的高压气体由高压室经节流减压后进入低压室，并经出口通往工作系统。转动调节螺杆，改变活门开启的高度，从而调节高压气体的通过量并达到所需的压力值。减压阀都装有安全阀。它是保护减压阀并使之安全使用的装置，也是减压阀出现故障的信号装置。如果由于活门垫、活门损坏或由于其他原因，导致出口压力自行上升并超过一定许可值时，安全阀会自动打开排气。

（2）使用方法

1）按使用要求的不同，选择不同规格的氧气减压阀。

2）安装减压阀时应确定其连接规格是否与钢瓶和使用系统的接头相一致。减压阀与钢瓶采用半球面连接，旋紧螺母使二者完全吻合。因此，在使用时应保持两个半球面的光洁，以确保良好的气密效果。安装前可用高压气体吹除灰尘。必要时也可用聚四氟乙烯等材料作垫圈。

3）氧气减压阀应严禁接触油脂，以免发生火警事故。

4）停止工作时，应将减压阀中余气放净，然后拧松调节螺杆以免弹性元件长久受压变形。

5）减压阀应避免撞击振动，不可与腐蚀性物质相接触。

2. 其他气体减压阀 有些气体，例如 N_2、空气、Ar 等永久性气体，可以采用氧气减压阀。但还有一些气体，如 NH_3 等腐蚀性气体，则需要专用减压阀。市面上常见的有 N_2、空气、H_2、NH_3、乙炔、丙烷、水蒸气等专用减压阀。这些减压阀的使用方法及注意事项与氧气减压阀基本相同。不过，专用减压阀一般不用于其他气体。为了防止误用，有些专用减压阀与钢瓶之间采用特殊连接口，例如 H_2 和丙烷均采用左牙螺纹，也称反向螺纹，安装时应特别注意。

（三）液氮罐

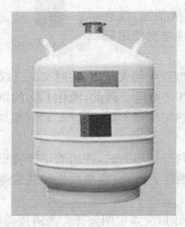

图 1-44 液氮罐

液氮罐一般可分为液氮贮存罐和液氮运输罐两种。贮存罐主要用于室内液氮的静置贮存，不宜在工作状态下作远距离运输使用。液氮运输罐为了满足运输的条件，作了专门的防震设计，除可静置贮存外，还可在充装液氮状态下，作运输使用，但也应避免剧烈的碰撞和震动。实验室一般使用液氮贮存罐（图 1-44）。

1. 液氮罐的使用

（1）使用前的检查：液氮罐在充填液氮之前，首先要检查外壳有无凹陷，真空排气口是否完好。若被碰坏，真空度则会降低，严重时进气不能保温，这样罐上部会结霜，液氮损耗大，失去继续使用的价值。其次，检查罐的内部，若有异物，必须取出，以防内胆被腐蚀。

（2）液氮的充填：填充液氮时要小心谨慎。对于新罐或处于干燥状态的罐一定要缓慢填充并进行预冷，以防降温太快损坏内胆，降低使用年限。充填液氮时不要将液氮倒在真空排气口上，以免造成真空度下降。盖塞是用绝热材料制造的，既能防止液氮蒸发，也能起到固定提筒的作用，所以开关时要尽量减少磨损，以延长其使用寿命。

（3）使用过程中的检查：使用过程中要经常检查。可以用眼观测，也可以用手触摸外壳，若发现外表挂霜，应停止使用。特别是颈管内壁附霜结冰时不宜用小刀去刮，以防颈管内壁受到破坏，造成真空不良，而是将液氮取出，让其自然融化。

2. 液氮罐的保管

（1）液氮罐的放置：液氮罐要存放在通风良好的阴凉处，不要在太阳光下直晒。由于其制造精密及其固有特性，无论在使用或存放时，液氮罐均不准倾斜、横放、倒置、堆压、相互撞击或与其他物件碰撞，要做到轻拿轻放并始终保持直立。

（2）液氮罐的清洗：液氮罐闲置不用时，要用清水冲洗干净，将水排净，用鼓风机吹干，常温下放置待用。液氮罐内的液氮挥发完后，所剩遗漏物质（如冷冻精子）很快融化，变成液态物质而附在内胆上，会对铝合金的内胆造成腐蚀，若形成空洞，液氮罐就会报废，因此，液氮罐内液氮耗尽后对罐子进行刷洗是十分必要的。

具体的刷洗办法：首先把液氮罐内提筒取出，液氮移出，放置 2～3 d，待罐内温度上升到 0℃左右，再倒入 30℃左右的温水，用布擦洗。若发现个别融化物质粘在内胆底上，一定要细心洗刷干净。然后再用清水冲洗数次，之后倒置液氮罐，放在室内安全不易翻倒处，自然风干，或如前所述用鼓风机吹干。注意在整个刷洗过程中，动作要轻慢，倒入水的温度不可超过 40℃，总重量不可超过 2 kg。

3. 液氮罐的用途

（1）动物精液的活性保存：目前主要用于牛、羊等优良种公畜以及珍稀动物的精液保存，以及远距离的运输。

（2）生物样本的活性保存：在生物医学领域内的疫苗、菌种、细胞以及人、动物的器官，都可以浸泡于液氮罐储存的液氮中，长期活性保存。需要时，取出解冻复温即可使用。以冻存细胞为例，为保存细胞，特别是不易获得的突变型细胞或细胞株，要将细胞冻存。冻存的温度一般用－196℃液氮温度，将细胞收集至冻存管中加入含保护剂（一般为二甲基亚砜或甘油）的培养基，以一定的冷却速度冻存，最终保存于液氮中。在极低的温度下，细胞保存的时间几乎是无限的。

（3）金属材料的深冷处理：利用液氮罐中储存的液氮对金属材料进行深冷处理，可以改变金属材料的金相组织，显著提高金属材料的硬度、强度和耐磨性能。

（4）精密零件的深冷装配：将精密零件经过液氮深冷处理后进行装配，提高零件装配质量，从而提高设备或仪器的整机性能。

（5）医疗卫生行业的冷藏冷冻，医疗手术制冷等。

第三节 常用机能学相关实验的辅助材料

一 铁架台

铁架台用于固定和支持各种仪器（图1-45），常配合各种夹子使用，是生理学实验中使用最广泛的仪器之一。

二 专业软件

PowerLab生物信号采集系统，见第十章动物生物信号采集的方法。

三 换能器

可把电能、机械能或声能从一种形式转换为另一种形式的装置，多用于生理学实验中。

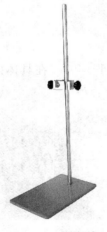

图1-45 铁架台

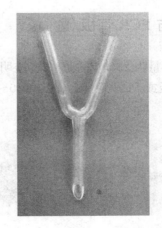

图1-46 三通管

四 三通管

三通管有三个开口的管接头，用来输送气体或液体，多用于生理学实验中（图1-46）。

五 EP 管

(一) 定义

Eppendorf 管,简称 EP 管,是一种塑料离心管(图1-47)。常用的有 0.5 ml、1.5 ml、2 ml 和 5 ml EP 管,一般用来装少量的液体离心、冻干或者储存样品。

(二) 使用前准备

EP 管使用前需要高压蒸汽灭菌。具体方法:打开消毒盘盖,将 EP 管放入消毒盘,盖上盒盖。将盛有 EP 管的消毒盘放入高压蒸汽灭菌锅内胆,采用高压蒸汽灭菌法灭菌(蒸汽压力维持在 15 磅的水平 30 分钟,15 磅/平方英寸),取出后烘干备用。

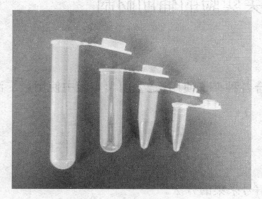
图 1-47　EP 管

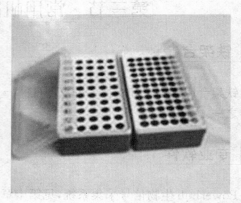
图 1-48　EP 管盒

(三) 存放

EP 管一般都存放在 EP 管盒内(图1-48)。

六 PCR 管与 PCR 管板/盒

PCR 管是容量为 200 μl 的薄壁管,透明,专为 PCR 仪设计(图1-49)。在具体操作时,可将 PCR 管放在 PCR 管板或 PCR 管盒中(图1-50～图1-51)。

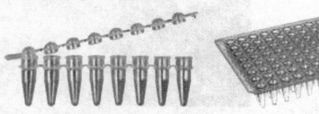
图 1-49　PCR 管

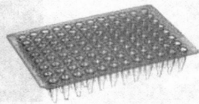
图 1-50　PCR 管板

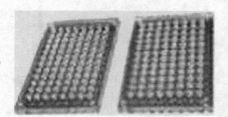
图 1-51　PCR 管盒

七 离心管

管状容器,可带密封盖或压盖,一般分为塑料离心管和玻璃离心管两种。目前,实验室多用塑料离心管(图1-52)。塑料离心管的优点是透明(半透明),硬度小,而缺点是容易变形,抗有机溶剂腐蚀性差,使用寿命短。塑料离心管都带管盖,管盖要盖严,以防液体漏出来。

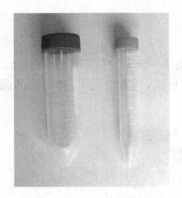

图1-52　离心管

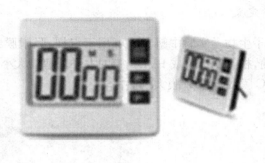

图1-53　电子计时器

八　电子计时器

分子生物学实验往往需要精确计时,如果有一台电子计时器就会十分方便。电子计时器有单通道和多通道之分,多通道计时器可以同时预设多个时间提示(图1-53)。

九　管架

根据不同的实验需要,准备不同的管架,例如 EP 管架、离心管架、试管架、可悬浮微型管架和 S 型枪架等(图1-54～图1-57)。可悬浮微型管架俗称浮子,多为泡沫质地。市场销售浮子的形状多样,有圆形、三角形、六角形等,也可以利用废弃的泡沫板自制。浮子上的孔分别对应 0.5 ml、1.5 ml 和 2 ml EP 管的管径,在进行恒温水浴时,将 EP 管插入浮子放到水浴中即可开始计时。

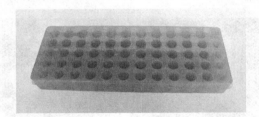

图1-54　EP 管架

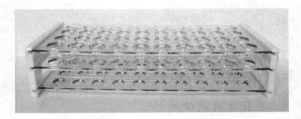

图1-55　离心管架

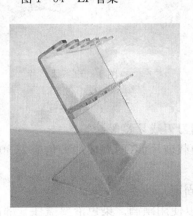

图1-56　S 型枪架

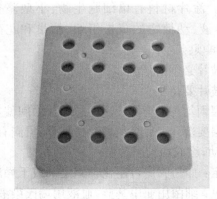

图1-57　可悬浮微型管架

十　塑封膜

（一）定义

在分子生物学实验中塑封膜可用于点样，吸附膜封装等（图1-58）。在应用于western blot实验时，使用前，根据NC膜或PVDF膜的大小裁剪出大小合适的塑封膜，一般情况下，塑封膜的面积需比要塑封的NC膜或PVDF膜大一些。

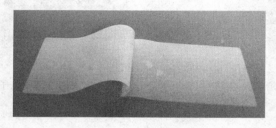

图1-58　塑封膜

（二）使用方法

将需要被塑封的NC膜或PVDF膜平整地夹在塑封膜两层之间，用塑封机加热后，NC膜或PVDF膜即被塑封膜密封包住（因塑封膜两层相对的表面有胶质，加热后会黏合），使其能够在一定程度上防水。

第四节　形态学相关实验材料

一　载玻片

（一）定义

载玻片为载持生物标本或切片的玻璃片，呈长方形，较厚，透光性较好（图1-59）。

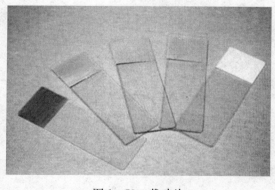

图1-59　载玻片

（二）载玻片的使用

1. 涂片法　将材料均匀地涂布在载玻片上的一种制片方法。涂片材料有单细胞生物、小型藻类、血液、细菌培养液、动植物的疏松组织、精巢和花药等。涂片法注意事项：

（1）载玻片必须清洁。

（2）载玻片要持平。

（3）涂层须均匀：涂抹液滴在载玻片中间偏右，用解剖刀刃或牙签等涂匀。

（4）涂层要薄：用另一载玻片作推片，沿滴有涂抹液的载玻片面（两载玻片夹角应为30°～45°）由右向左轻轻推动，涂成均匀一薄层。

（5）固定：如需固定可用化学固定剂或干燥法（细菌）固定。

（6）染色：细菌用亚甲基蓝，血液用瑞氏染液，有时可以使用碘酒。染色液要盖住全部涂面。

（7）冲洗后用吸水纸吸干或烤干。

（8）封片：长期保存用加拿大的树胶封片。

2. 压片法　将生物材料置于载玻片和盖玻片之间，施加一定压力，将组织细胞压散的一种制片方法。

3. 装片法　将生物材料采取整体封固制成玻片标本的方法，用此法可制成临时或永久性装片。装片材料有：微小生物如衣藻、水绵、变形虫、线虫；水螅，植物的叶表皮；昆虫的翅、足、口器，人的口腔上皮细胞等。装片法注意事项：

（1）手持载玻片时，应注意持平，或放在平台上。滴水时水量要适当，以恰好被盖玻片盖满为度。

（2）应将材料用解剖针或镊子展开不使重叠，展平在同一平面上。

（3）放盖玻片时，从一侧慢慢盖在水滴上，防止出现气泡。

（4）染色时，将一滴染色液滴在盖玻片的一侧，用吸水纸从另一侧吸引，使盖玻片下的标本均匀着色。着色后，用同样的方法，滴一滴清水，把染色液吸出后，在显微镜下观察。

4. 切片法　用从生物体上切取的薄片制成玻片标本。

因要求不同，可用刀片进行徒手切片，也可将组织块包埋于石蜡或火棉胶中或以低温冰冻，用切片机切片。切成 $5\sim10\ \mu m$ 薄片，供光学显微镜观察。用环氧树脂或甲基丙烯酸包埋组织块切制的超薄切片，其厚度在 $20\sim50\ nm$，专供在电子显微镜下观察。

（三）载玻片的清洁

用清水洗或用酒精洗，然后再用棉花或纱布擦干净（最好用擦镜纸，手指避免接触载玻片，以免在其上留下指纹，影响下次观察使用）。

二　盖玻片

盖玻片为盖封于载玻片组织切片上的极薄（约 $0.5\ \mu m$）的玻璃片，呈正方形，较薄，透光性较好。盖在液体材料上，避免液体和物镜相接触，以免污染物镜（图 1-60）。

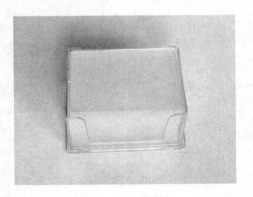

图 1-60　盖玻片

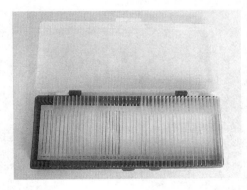

图 1-61　玻片盒

三　玻片盒

用于盛装玻片（图 1-61）。

四　染色缸和染色架

染色缸用来盛装固定液、脱水液和染色液等多种液体（图 1-62）。染色架可以放置多块玻片，方便同时处理多块切片（图 1-63）。染色缸和染色架是免疫组化不可或缺的实验材料。

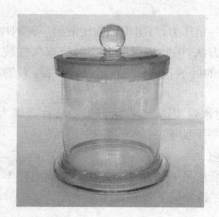

图 1-62 染色缸

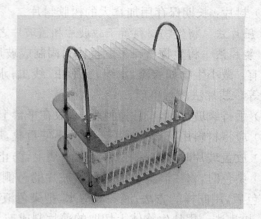

图 1-63 染色架

（郭　静　周　红　吴晓燕　袁艺标）

第一节 玻璃器皿的清洁与处理

细胞或组织的培养过程中,需要使用大量的玻璃器皿,而玻璃器皿的清洗与处理是实验前的一项重要的准备工作,其主要目的是去除器皿上的杂质以及对细胞或组织生长有影响的物质和各种微生物。清洗的方法根据实验目的、器皿种类、所盛放的物品、洗涤剂的类别和沾污程度等不同而有所不同。

一 材料与方法

（一）试剂与材料

稀盐酸、浓硫酸、重铬酸钾、蒸馏水等；各种玻璃器皿、耐酸手套、耐酸围裙、陶瓷或塑料容器、毛刷、洗涤剂和玻棒等。

（二）方法

培养用玻璃器皿的清洗一般分为以下五个步骤。

1. 浸泡　新购置的玻璃器皿含游离碱较多,并带有一些对细胞有毒的物质(如砷和铅等)。使用前先用自来水简单刷洗,将附着在其表面的灰尘洗去,然后在 5％稀盐酸溶液中浸泡过夜,以中和玻璃器皿上的碱性物质。而使用后的玻璃器皿应立刻浸入清水中,避免器皿内的蛋白质干涸后黏附于玻璃上,使之难以清洗。另浸泡时要将器皿完全浸入水中,做到无气泡空隙遗留。

2. 刷洗　浸泡后的器皿需要进行刷洗,一般用毛刷和洗涤剂等洗涤,以去除器皿内外表面的杂质。应选择软毛刷和优质的洗涤剂。刷洗时不宜用力过猛,防止损坏器皿内表面的光洁度而影响细胞生长。此外,刷洗不能留有死角,要特别注意瓶角等部位的洗涤。

3. 浸酸　将刷洗完毕的玻璃器皿放入清洁液中浸泡过夜。由浓硫酸、重铬酸钾和蒸馏水配制而成的清洁液具有很强的氧化作用,去污能力强,且对玻璃器皿无腐蚀作用。浸泡后,玻璃器皿中残留的未刷洗掉的微量杂质可被完全清除。

细胞培养物品的清洗所需配制的清洁液通常为次强液(表 2-1)。

表 2-1　清洁液的配置

	弱　液	次强液	强　液
重铬酸钾(g)	100	120	63
浓硫酸(ml)	100	200	1 000
蒸馏水(ml)	1 000	1 000	200

4. 冲洗　经清洁液浸泡之后,要用流水反复、彻底冲洗。每个器皿均用流水灌满、倒掉,重复至少

10次以上，直至将清洁液全部冲洗干净（以防残留的铬离子影响细胞的生长）。再将玻璃器皿置于蒸馏水中漂洗、浸泡2～3次，最后再用去离子水漂洗1次。

5. 晾干或烘干 将玻璃器皿置于通风、无尘处晾干备用，或于烘箱内烘干备用。

二 注意事项

（1）清洁液具有强腐蚀作用，因此，在配制和使用时应注意安全。配制时应注意防护身体的裸露部分及面部。使用耐酸围裙、耐酸手套等，防止损伤皮肤和烧坏衣服。

（2）在配制过程中，应先将重铬酸钾完全溶解于蒸馏水中（可适当加热帮助溶解），然后缓慢地加入浓硫酸，边加边用玻棒轻轻地搅动。在加入浓硫酸时易产生热量，因此，配制的容器宜选用陶瓷或塑料容器，并要注意散热、降温，防止容器破裂产生危险。

（3）用配好的清洁液浸泡器皿时，应轻轻将器皿浸入，防止灼伤。浸泡时，器皿内部要完全充满清洁液，不留气泡，一般需要浸泡至少大于6 h或浸泡过夜。

（4）新配置的清洁液为棕红色，贮存于有盖容器内。多次使用后，因水分增多或遇到有机溶剂时变成绿色，此时则表明清洁液已失效，应重新进行配制。

第二节 常用手术器械的介绍

任何手术操作，不论其简单或复杂，均离不开手术器械。常用手术器械根据结构特点不同而分为许多类型和型号。只有掌握了各种手术器械的结构特点和基本性能，方能正确、灵活地使用，最终达到手术"稳、准、快、细"的基本要求。

一 一般手术器械

（一）剪刀

1. 粗剪刀 用来剪毛、皮肤、肌肉、骨和皮下组织等较硬或坚韧的组织（图2-1）。

2. 眼科剪 常用于剪神经、血管、包膜。如剪破血管、胆管、输尿管等以便插管（图2-2）。禁止用眼科剪剪切皮肤、肌肉和骨组织。

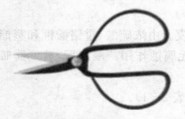

图2-1 粗剪刀

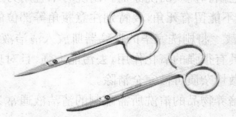

图2-2 眼科剪（直头、弯头）

3. 手术剪 根据其结构特点有尖、钝，直、弯，长、短各种类型（图2-3）。据其用途分为组织剪、线剪及拆线剪。组织剪多为弯剪，锐利而精细，用来解剖、剪断或分离剪开组织。通常浅部手术操作用直剪，深部手术操作用弯剪。线剪多为直剪，用来剪断缝线、敷料、引流物等。线剪与组织剪的区别在于组织剪的刃锐薄，线剪的刃较钝厚，故不能图方便、贪快，以组织剪代替线剪，以致损坏刀刃，造成浪费。拆线剪是一页钝凹，一页直尖的直剪，常用于拆除缝线。

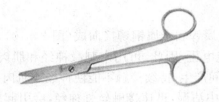

尖头手术剪

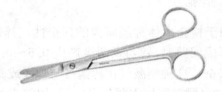

圆头手术剪

图 2-3 手术剪

正确持剪刀法为拇指和第四指分别插入剪刀柄的两环,中指放在第四指环的剪刀柄上,示指压在轴节处起稳定和向导作用(图 2-4)。

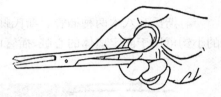

图 2-4 正确持剪刀法

(二)镊子

用于夹持和提起组织,以利于解剖及缝合,也可夹持缝针及敷料等。镊子有不同的长度,分为无齿镊和有齿镊两种。

1. 无齿镊 又叫平镊或敷料镊。其尖端无钩齿,用于夹持脆弱的组织、脏器及敷料。浅部操作时用短镊,深部操作时用长镊,尖头平镊对组织损伤较轻,用于血管、神经手术(图 2-5)。

2. 有齿镊 又叫组织镊,镊的尖端有齿,齿又分为粗齿与细齿,粗齿镊用于夹持较硬的组织,损伤性较大,细齿镊用于精细手术,如肌腱缝合、整形手术等。因尖端有钩齿,夹持牢固,但对组织有一定损伤(图 2-6)。

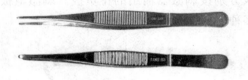

图 2-5 无齿镊(尖头,圆头)

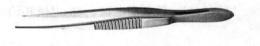

图 2-6 有齿镊

正确持镊是用拇指对示指与中指,执镊脚中、上部(图 2-7)。

二 蛙类手术器械

(一)玻璃分针

玻璃分针用于分离神经、血管等组织。因其光滑,故不易对组织产生损伤,使用时应先沾少许生理盐水(图 2-8)。

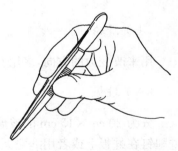

图 2-7 正确持镊法

(二)探针

用于毁损蟾蜍脑和脊髓(图 2-9)。

图 2-8 玻璃分针

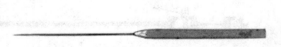

图 2-9 探针

（三）锌铜弓

常用于检查离体神经肌肉的兴奋性。锌铜弓是由金属锌和金属铜铆接而成（图 2 - 10）。在极性溶液中形成回路时，锌与铜两极产生 0.5～0.7 V 的直流电压，因此，可用来刺激神经和肌肉，使神经或肌肉兴奋。这种刺激仅在锌铜弓与神经或肌肉接触瞬间产生，持续接触不能使神经或肌肉兴奋。例如，坐骨神经腓肠肌标本制备完成后，用锌铜弓在任氏液中沾湿，迅速接触坐骨神经，会引起腓肠肌的收缩。

（四）蛙心插管

有斯氏和八木两种插管。斯氏蛙心插管用玻璃制成，较为常用，尖端插入蟾蜍或青蛙的心室，突出的小钩可用于固定离体的心脏，插管内充灌生理溶液（图 2 - 11）。

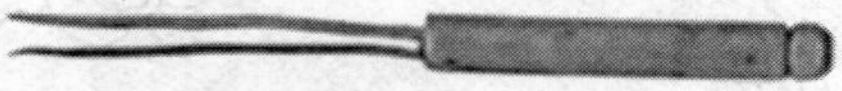

图 2 - 10 锌铜弓　　　　　　　　　　图 2 - 11 蛙心插管

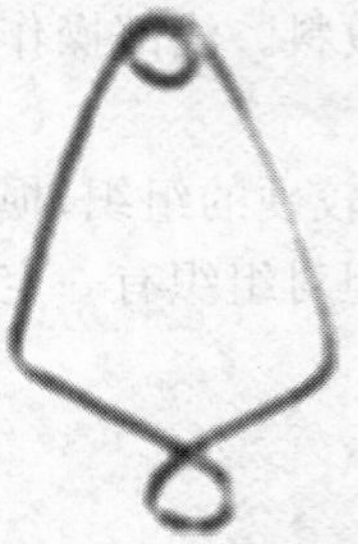

（五）蛙心夹

使用时将一端夹住标本（如蛙心的心尖），另一端借缚线连于换能器，以进行标本（如心脏）活动的记录（图 2 - 12）。

（六）刺激电极

一般用铜或者不锈钢丝制成，二极分别接刺激器输出的正负极。刺激电极有双极刺激电极、保护电极和锁定电极等多种（图 2 - 13、图 2 - 14）。

图 2 - 12 蛙心夹

图 2 - 13 双极电极　　　　　　　　　　图 2 - 14 保护电极

（七）滑轮

用来改变力的方向，多用在张力换能器与标本之间的连接（图 2 - 15）。

（八）蛙板

分为 20 cm×15 cm 的玻璃蛙板和木蛙板两种（图 2 - 16）。木蛙板上有很多小孔，可以用大头针将蛙腿钉在蛙板上或者用蛙腿夹夹住蛙腿并嵌入孔内固定。为减少损伤，制备神经肌肉标本最好在清洁的玻璃蛙板上操作。

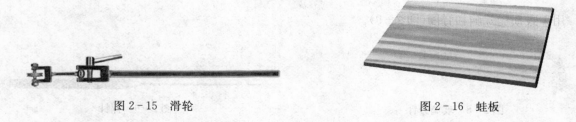

图 2 - 15 滑轮　　　　　　　　　　图 2 - 16 蛙板

三 哺乳类动物手术器械

（一）手术刀

用于切开皮肤和脏器（图 2-17），不要用它随意切其他软组织，以减少出血，注意刀刃不要碰及其他坚硬物质，用毕单独存放，保持清洁干燥。

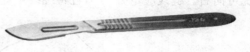

图 2-17 手术刀

常用的手术刀执刀方法有 4 种（图 2-18）：

1. 执弓式 是常用的执刀法，拇指在刀柄下，示指和中指在刀柄上，腕部用力。用于较长的皮肤切口及腹直肌前鞘的切开等。

2. 执笔式 动作的主要力量在指部，为短距离精细操作，用于解剖血管、神经、腹膜切开和短小切口等。

3. 抓持式 握持刀比较稳定，切割范围较广。用于使力较大的切开，如截肢、肌腱切开或较长的皮肤切口等。

4. 反挑式 全靠在指端用力挑开，多用于脓肿切开，以防损伤深层组织。

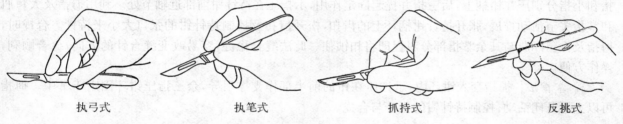

执弓式　　　　执笔式　　　　抓持式　　　　反挑式

图 2-18 常用手术刀执刀方法

（二）止血钳

主要用于钳夹血管或出血点，亦称血管钳。用于血管手术的血管钳，齿槽的齿较细、较浅，对组织的压榨作用及对血管壁、血管内膜的损伤均较轻，称无损伤血管钳。由于钳的前端平滑，易插入筋膜内，不易刺破静脉，也供分离解剖组织或用于牵引缝线、拔出缝针等，但不宜夹持皮肤、脏器及较脆弱的组织。用于止血时尖端应与组织垂直，夹住出血血管断端，尽量少夹附近组织。

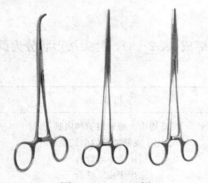

图 2-19 止血钳

止血钳有各种不同的外形和长度，以适合不同性质的手术和部位的需要（图 2-19）。常见的有以下 4 种。

1. 弯血管钳 用以夹持深部组织或内脏血管出血，有长、短两种。

2. 直血管钳 用以夹持浅层组织出血，协助拔针等。

3. 有齿血管钳 用以夹持较厚组织及易滑脱组织内的血管出血，如肠系膜、大网膜等，前端齿可防止滑脱，但不能用于皮下止血。

4. 蚊式血管钳 为细小精巧的血管钳，有直、弯两种，用于脏器、面部及整形等手术的止血，不宜作大块组织钳夹用。

止血钳使用基本同手术剪，但放开时用拇指和示指持住血管钳一个环口，中指和无名指挡住另一环口，将拇指和无名指轻轻用力对顶即可（图 2-20）。

注意：止血钳不得夹持皮肤、肠管等，以免组织坏死。止血时只扣上一两齿即可。使用前应检查前端横行齿槽两页是否吻合，不吻合者不用，以防止血管钳夹持的组织滑脱。

（三）持针器

主要用于夹持缝针缝合各种组织（图2-21），有时也用于器械打结。用持针器的尖夹住缝针的中、后1/3交界处为宜。若将针夹在持针器中间，则容易将针折断。多数情况下夹持的针尖应向左，特殊情况可向右。缝线应重叠1/3，且将绕线重叠部分也放于针嘴内，以利于操作。

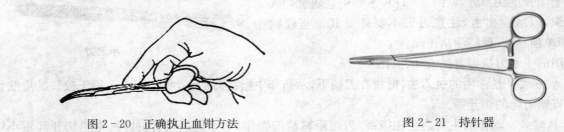

图2-20　正确执止血钳方法　　　　　　　　图2-21　持针器

常用执持针钳方法有（图2-22）：

1. 指套法　为传统执法。用拇指、无名指套入钳环内，以手指活动力量来控制持针钳的开闭，并控制其张开与合拢时的动作范围。

2. 掌握法　即用手掌握拿持针钳，也叫一把抓或满把握。钳环紧贴大鱼际肌上，拇指、中指、无名指和小指分别压在钳柄上，后三指并拢起固定作用，示指压在持针钳前部近轴节处。利用拇指及大鱼肌和掌指关节活动推展，张开持针钳柄环上的齿扣，松开齿扣及控制持针钳的张口大小来持针。合拢时，拇指及大鱼际肌与其余掌指部分对握即将扣锁住。此法缝合稳健，容易改变缝合针的方向，缝合顺利，操作方便。

3. 掌指法　拇指套入钳环内，示指压在钳的前半部作支撑引导，余三指压钳环固定于掌中。拇指可以上下开闭活动，控制持针钳的张开与合拢。

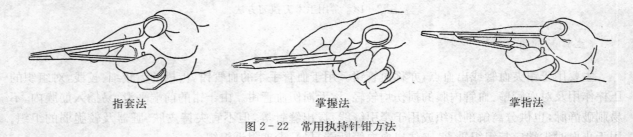

指套法　　　　　　　　掌握法　　　　　　　　掌指法

图2-22　常用执持针钳方法

（四）缝针

主要用于各种组织的缝合，由针尖、针体和针孔三个基本部分组成（表2-2）。针尖按形状分为圆

表2-2　各种类型缝针的使用范围

部　位	分　类	适用范围
针尖	圆针	适用于一般软组织和内脏
	三角针	适用于皮肤或其他坚韧组织
针体	弯针	适用于一般缝合
	半臂针	适用于皮肤缝合
	直针	用于皮肤或胃肠浆膜缝合
针孔	无槽	缝线突出，易损伤组织
	有槽	缝线在槽内，组织损伤小
	按孔	缝线较易穿过，但也易脱出
	无损伤	用于精细组织的缝合

头、三角头及铲头三种。针体有近圆形、三角形及铲形三种。针眼有普通孔和弹机孔两种。根据针尖与针眼两点间有无弧度可分直针和弯针。圆针根据弧度不同分为 1/2、3/8 弧度等,弧度大者多用于深部组织。三角针前半部为三棱形,较锋利,损伤性较大,用于缝合皮肤、软骨、韧带等坚韧组织。无论圆针或三角针,原则上都应选用针径较细者,减少损伤,但有时组织韧性较大,如果针径过细,则容易折断,故应根据实际情况合理选用缝针。在使用弯针缝合时,应顺着弯针弧度从组织拔出,否则易折断。目前发达国家多采用针线一体的缝针(无针眼),这种针线针和线的粗细一致,对组织所造成的损伤小,且可防止缝线在缝合时脱针,免去了引线的麻烦,主要用于血管神经的吻合等。

（五）血管插管

常采用 PVC 管、静脉留置针、大号不锈钢注射器针头(磨去锋口),后接三通和动脉测压管。动脉插管在动物实验时插入动脉,另一端接压力转换器或水银检压计,以记录血压。静脉插管在插入静脉后固定,以便于记录静脉压或在实验过程中随时用注射器通过插管向动物体内注射各种药物或溶液(图 2-23)。

（六）动脉夹

用于阻断动脉血流(图 2-24)。

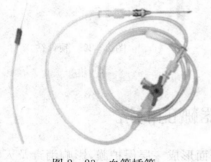

图 2-23　血管插管

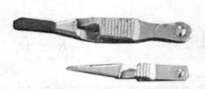

图 2-24　动脉夹

（七）气管插管

在动物实验时插入气管,以保证呼吸通畅或进行有效的人工或机械通气(图 2-25)。一端接气鼓或呼吸换能器可记录呼吸运动。

（八）膀胱插管

是用玻璃制成的插管,后接导尿管,用于膀胱内尿液的引流和尿流量的测定(图 2-26)。

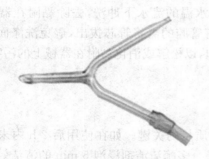

图 2-25　气管插管

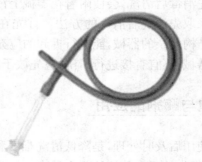

图 2-26　膀胱插管

（九）注射器

常用的注射器规格有 2 ml、5 ml、10 ml 及 20 ml（图 2-27），实际应用时应根据液体量选用合适规格的注射器。使用注射器抽取溶液前应将活塞推到底，排尽针筒内的空气，抽取溶液时针头的斜面与容量刻度标尺应在同一平面上。

（十）骨钳

主要用于打开颅腔的骨髓腔时咬切骨质（图 2-28）。

（十一）颅骨钻

主要用于开颅时钻孔（图 2-29）。

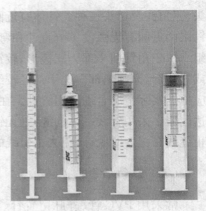

图 2-27　注射器

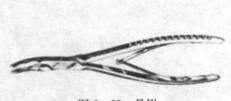
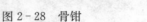

图 2-28　骨钳

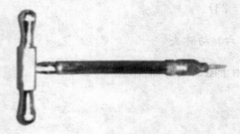

图 2-29　颅骨钻

第三节　手术器械的清洗

手术器械上残留的任何有机物都可在微生物的表面形成一层保护膜，影响消毒及灭菌的效果，因此，手术器械使用后必须进行彻底的清洁处理。如何通过物理或化学的方法将残留在器械上的有机物、无机物、微生物等清除，达到安全的水平，对于保证有效的消毒及灭菌和控制交叉感染具有非常重要的意义。

一　清洗前的预处理

清洗前的预处理主要包括对器械进行保湿处理、清洁度的检查、器械的分类和特殊污染器械的消毒处理等。

如果先消毒后清洗，会使附着在器械上污物的蛋白质凝固变性，增加清洗难度。所以，原则上一般手术器械采取先清洗后消毒的方法。首先在 40℃ 以下水温的流水下冲洗，去除黏附在器械表面的污物。一些结构复杂的器械，能进行拆卸的应充分拆开，有管腔的需将管芯拔出，避免洗涤面的遮盖。污物干枯的器械，不宜直接进行清洗，应先放于酶液中浸泡，以松解或消化黏附在器械上的污物。

二　浸泡与酶剂的应用

器械使用后及时处理，是降低清洗难度和保证清洗质量的关键。如在使用后 2 h 内未能进行清洁处理，则最好先放于含酶清洁剂中浸泡，以加强清洗效果。多酶清洁剂浸泡 5 min 的清洁效果明显优于含氯消毒剂浸泡 30 min 或不浸泡的清洗效果。

三 人工清洗

人工清洗是通过物理的方法，在流水或与器械污染相匹配的洗涤剂中，用毛刷或洁布去除黏附在器械上的污物，以达到清洁的目的。人工清洗的器械主要包括：精细、精密及尖锐的器械，不能浸泡于水中的器械（如电刀），不能耐高温（93℃）的器械，以及有严重污染生锈或残留血迹、分泌物或用机器无法洗净的器械。

表面光滑的器械可采用人工清洗。结构复杂的器械能拆开的部件必须拆开仔细地刷洗，而管道、缝隙、粗糙的表面、关节等处应选择不同类型的刷子先手工初步刷洗，去除大的污物后，再用清洗机清洗以确保清洗效果。在手工清洗器械过程中，应注意不可用钢丝球刷洗器械，以免器材表面留下刷痕，使脏物或水在痕迹处存积而造成腐蚀或污斑，同时亦会将器材表面保护膜刷破，加速器械生锈。

四 机械清洗

目前，国内已有部分医院采用机械清洗手术器械。全自动喷淋式清洗消毒机清洗手术器械前使用多酶液浸泡器械的方法，可使器械表面、轴节、咬合面的清洗质量明显提高。超声波自动清洗机的洗净原理是借助高频率水的挤压产生水泡形成真空区而产生拉力，将附在器械上的污垢松动后吸离，可以清除刷子无法触及的污物。

机器清洗并不能完全代替手工清洗，某些管道、精密仪器和较难清洗的部位必须手工清洗。此外，清洗设备必须经常清洗及保养，以免清洗功能降低。

五 除锈和润滑保养

有机物污染的器械如果处理不及时，容易产生锈斑。回收的污染器械应首先将已生锈的器械采用专用除锈剂进行除锈处理，然后进行常规清洗，清洗后再作煮沸、润滑、干燥处理。这种处理方法不仅有助于高压蒸汽灭菌，还可对器械起到保养、延长其使用寿命的作用。器械的防锈应使用器械专用润滑油，它主要由三种天然硅树脂组成，是无黏性、无毒性的水溶性润滑剂，可在器械表面形成一层保护膜，此保护膜能被灭菌因子穿透，防止空气中的氧与器械表面接触，从而具有润滑、防锈、抑菌的三重作用。

（刘晓燕　赵婷婷　任子健）

第三章

试剂配制的常用仪器、器皿与方法

试剂配制是科研实验中一项重要的内容。熟练掌握试剂配制的方法、规程和要领,熟知试剂中各成分的作用、反应原理和配成后的质量性能,并能够按照规定步骤配制试剂,是获取准确实验结果的必备前提。若配制方法不规范,配成的试剂易产生极大的误差,如出现混浊、沉淀、变色而失效,甚至可能发生危险事故。尤其是实验室的基准溶液、标准试剂等,若配制不当,则可能会导致实验结果的系统误差和错误结论。配制的试剂还应按照各种化学试剂的性质妥善保管,避免失效。下面介绍试剂配制过程中一些常用仪器的使用。

仪器的使用

一 天平的使用

(一) 种类和原理

随着科技的发展,天平的设计和制造不断取得进步。到目前为止,标准偏差达到几微克甚至 10^{-9} 量级水平的千克原器天平,已广泛用于质量量值评价。常用的实验室天平有:托盘天平,用于精确度要求不高或测定物质的大致质量;分析天平(常量、微量和半微量分析天平);电光天平,设有空气或电磁阻尼装置,使天平既具有高灵敏度又能防止横梁的摇动,外观上砝码不可见,放被测物的托盘可见,加减砝码要旋转刻度盘,通过投影刻度标尺读数。

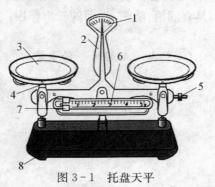

图 3-1 托盘天平

1 分度盘 2 指针 3 托盘 4 托盘架
5 平衡螺母 6 标尺 7 游码 8 底座

1. 机械天平(托盘天平) 托盘天平是实验室称量物体的常用工具,是根据等臂杠杆的平衡条件原理制成的(图 3-1)。它是灵敏度相对较低的一种天平,精确度为 0.1 g,最大量程有 200 g、500 g、1 000 g 等几种。使用前应了解天平的测量范围与最小刻度,估计被测物的质量,确保不要超过天平的测量范围,以免损坏梁架及影响感量。

(1) 托盘天平的操作规范

1) 调平:① 将天平放在水平台面上,把游码移到标尺左端的零刻度线。② 旋动天平杠杆两端的平衡螺母(若指针偏左,平衡螺母向右旋;指针偏右,平衡螺母向左旋),使指针对准分度盘中央刻度线或在分度盘中央刻度线左右来回作同样幅度的摆动,表明横梁平衡。

2) 称量:将被称物体轻轻放在天平的左托盘内,用镊子夹取适量砝码放在右托盘内。目测估算被称物的最大质量,添加对应质量砝码,再逐步减小。然后通过向右移动标尺上的游码,使天平横梁再一次平衡。

3) 读数:物体的质量=右盘内砝码的总质量+游码在标尺上所对的刻度值(读游码左侧所示的刻

度值,同时注意观察标尺的最小刻度值)。

4)复原:称量完毕后,应把游码移回最左侧零点,及时用镊子将砝码放回到砝码盒里面的对应槽穴内,将天平托盘擦拭干净,使天平恢复原来的状态。

(2)注意事项

1)称量干燥的固体药品时,应在两端托盘上各放一张质量相等的称量纸,然后把药品放在纸上称量。

2)易潮解及有腐蚀性的药品,应放在玻璃器皿(小烧杯、培养皿)内称量。

3)砝码不可直接用手拿,要用盒内专用镊子夹取,使用时要轻拿轻放。

4)太冷或太热的物体不可放在天平上直接称量,应先在干燥器内放至室温后再称。

(3)日常保养

1)天平和砝码用柔软的刷子或毛巾擦拭干净,要保持干燥,防止生锈。

2)在使用期间每隔3～12个月必须检查计量性能,以防失准。

3)若长期不用,应在天平刀子、刀槽上涂上黄油,放置盒内,放在干燥处。

2.电子天平　是最新一代的天平,是根据电磁力平衡原理,应用现代电子技术设计而成。它是将称盘与通电线圈相连,置于磁场中,当被称物置于称盘后,因重力向下,线圈上就会产生一个电磁力,与被称物重力大小相等、方向相反。这时传感器输出电信号,经整流放大,改变线圈上的电流,直至线圈回位,其电流强度与被称物体的重力成正比,由此形成的电信号通过模拟系统后,被称物的质量将通过电子显示屏显示出来。

电子天平使用简单而方便,称量过程中不需砝码。放上被称物后,在几秒钟内即可达到平衡,显示读数,称量速度快,精确度高。电子天平具有机械天平无法超越的优点,故已经越来越广泛地被应用于各个领域并逐步取代机械天平。

电子天平按精度可分为以下几类:① 超微量电子天平:最大称量是2～5 g,其标尺分度值小于最大称量的10^{-6}。② 微量天平:称量一般在3～50 g,其分度值小于最大称量的10^{-5}。③ 半微量天平:称量一般在20～100 g,其分度值小于最大称量的10^{-5}。④ 常量电子天平:最大称量一般在100～200 g,其分度值小于最大称量的10^{-5}。⑤ 精密电子天平:是正确度级别为Ⅱ级的电子天平的统称。

下面介绍实验室较为常用的常量电子天平和精密电子天平。

(1)常量电子天平

1)操作规范:现以MP6001型(上海恒平仪器厂)电子天平为例(图3-2),介绍电子天平的使用方法。

A.去掉防尘罩,观察仪器是否水平,如水平仪水泡偏移,需调整水平调节脚,使水泡位于水平仪中心。

B.插上电源,初次称量需预热至少10 min。轻按"开机/关机"键,显示屏闪烁几次后出现"0.00 g",如有读数,按"去皮/置零"键使其回零。

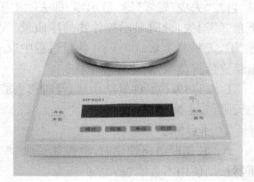

图3-2　常量电子天平

C.将称量纸或小烧杯轻放于称量盘中央。待显示数值稳定后,按"去皮/置零"键扣除皮重使数字显示为0.00 g。然后小心加入被称量物,待显示数字稳定后,即可读数。如不符合要求,可酌情增减称量物。

D.称量完毕,取下被称量物,按"开机/关机"键,拔下插头。

E.检查并用软毛刷清扫称量盘,最后盖上防尘罩。

2)注意事项

A.称量易挥发和具有腐蚀性的物品时,要盛放在密闭的容器内,以免腐蚀或损坏电子天平。

B.天平不可过载使用,以免损坏天平。

3)日常保养

A. 应保持天平称量盘的清洁，一旦物品洒落应及时小心清理干净。

B. 放置天平的房间应干燥洁净，避免阳光直射。

C. 定期对天平进行校正，使其达到最佳状态。

（2）精密电子天平：精密天平一般是指能够称量到万分之一克（0.1 mg）的天平。

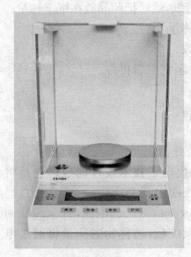

图 3-3 精密电子天平

1）操作规范：现以 FA1004 型精密电子天平为例，介绍精密电子天平的使用方法（图 3-3）。

A. 水平调节：在称量过程中电子天平会因为位置不平而产生测量误差，称量精度越高误差就越大（如精密分析天平和微量天平），为此大多数电子天平都具备了调整水平的功能。观察水平仪，如水平仪水泡偏移，则称量不准确，需旋转水平调节脚，使水泡位于水平仪中央。调好之后，应尽量不要搬动，否则，水泡可能发生偏移，则需重调。

B. 预热：事先检查电源电压是否匹配，必要时使用稳压器。接通电源，预热至规定时间。注意：天平长时间断电之后再使用时，至少需预热 30 分钟。

C. 开启显示器：轻按"开机/关机"键，显示器全亮，约 2 秒后，显示天平的型号，然后显示称量模式 0.000 0 g。读数时应将天平门关闭。

D. 校准：因长期不用、挪动位置或测量误差较大等原因，天平在使用前应进行校准操作。本天平采用外校准，在秤盘上不加任何物体的情况下，轻按"校准"键 3 秒不松手，当显示器出现 CAL－时再松手，进入校准状态，显示"CAL 砝码值"（如 CAL-50），表示需用 50 g 的标准砝码。其中"50"为闪烁码，此时把"50 g"校准砝码放上称盘，显示器即出现"－－－－"等待状态，经较长时间后显示器出现 50.000 0 g，取走校准砝码，显示器应出现 0.000 0 g。若不是，则再清零，再按上述方法重复校准几次。

E. 去皮称量：① 按"去皮/置零"键，显示为零后，将称量纸或小烧杯置于秤盘上，天平显示容器质量，再按"去皮/置零"键，显示零，即去除皮重。② 将称量物（粉末状物或液体）加入容器中，待显示器左下角"0"消失，此时显示被称物的净质量。③ 将秤盘上的所有物品移去后，天平显示负值，按"去皮/置零"键，天平显示 0.000 0 g。称量过程中取放物体，只能打开天平的一扇箱门，读数时关闭所有门，待数值稳定后再读数，防止环境干扰。

F. 回归原位：称量结束后，及时移去载荷，并清零。关闭显示器，关上箱门，切断电源，用软毛刷清扫天平，盖上防尘罩，进行登记。

2）注意事项

A. 长期断电再使用时，电源须预热 30 min 以上。不用时，按"开机/关机"键关机，不必拔电源，变压器长期使用不会缩短天平的寿命。

B. 易挥发和有腐蚀性的物品，要放在密闭的容器中称量，以免腐蚀和损坏精密电子天平。

C. 使用精密电子天平前应先了解天平称量范围，不可过载使用。尽量使用小的称量容器，避免超载。

D. 尽量不用滤纸或玻璃纸作称量容器，以降低静电及空气浮力等对称量的影响。

E. 在称量金属、塑胶等易带静电物质或有磁性的物体时，应预先消磁，防止出现示值漂移影响称量的情况。

F. 不要撞击称量盘，不要把污染物引入天平缝隙中，尤其不能进入中央传感器孔，以免影响天平灵敏度。

3）日常保养

A. 放置天平的房间应避免阳光直射，最好选择朝阴面或有遮光措施。应远离震源、热源和高强电磁场等环境。

B. 实验室内温度应恒定，以 20℃ 左右为佳。相对湿度应在 45%～75% 之间为佳。应清洁干净，避免腐蚀性气体和气流的影响。

C. 称盘和外壳经常用软布和牙膏轻轻擦洗，不能用强溶剂擦洗。天平框内应放硅胶干燥剂，干燥剂蓝色消失后应及时烘干。

D. 经常对电子天平进行自校或定期外校，保证其处于最佳状态。若出现故障应及时检修，不可强行工作。

二 磁力加热搅拌器的使用

搅拌器是典型的搅拌设备，使用搅拌器搅拌，可使反应混合物混合得更加充分，反应体系的温度更加均匀，从而有利于化学反应的进行。

（一）搅拌器的分类

搅拌器搅拌的方法有三种：人工搅拌、机械搅拌、磁力搅拌。人工搅拌一般用玻璃棒借助人力即可。

机械搅拌器主要包括三部分：电动机、搅拌棒和搅拌密封装置。按结构特点划分，主要有下列几种。

1. 旋桨式搅拌器　以 2～3 只推进式旋桨作为搅拌部件，搅拌时旋转速度较高，能迫使混合物沿轴向运动，使混合物充分循环和混匀。

2. 涡轮式搅拌器　常有 2～4 个叶片，叶片可分为平直状和弯曲状，被安装在水平圆盘上。旋转时会使混合物作高度湍动的径向流动。

3. 桨式搅拌器　结构比较简单，它的搅拌部件是两片叶片。根据叶片的形状特点可分为平桨式和斜桨式。平桨式搅拌器产生的是径向力，斜桨式搅拌器产生的是轴向力。

4. 锚式搅拌器　叶片形状与船舶的锚极为相似。它的叶片尺寸与搅拌槽尺寸相近，旋转时能清除搅拌槽内壁上的反应物，维持搅拌器的搅拌效果。

5. 磁力搅拌器　利用磁场和漩涡的原理，在其底座上放一容器，内含待搅拌物质及搅拌子，一旦通电，底座附近则产生一个旋转的磁场带动搅拌子作圆周循环运动，使得容器内液体形成一个漩涡，达到搅拌的目的。磁力搅拌器一般可同时具有搅拌和加热两个功能（图 3-4）。该搅拌器搅拌极为方便，搅拌过程中搅拌器完全密闭，避免了泄露问题，提高了搅拌器的工作效率。目前是实验室配制溶液时较为常用的仪器。

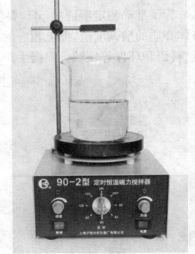

图 3-4　磁力加热搅拌器

（二）磁力加热搅拌器操作规范

（1）将搅拌器放在平稳的工作台上，插上电源，将装有液体的容器放置在加热盘的正中央，并把搅拌子放入容器的溶液中。

（2）开启电源，指示灯亮，然后由慢至快顺时针调节调速旋钮，调至所需速度，转子旋转带动溶液进行搅拌，可看到液体从底部向上出现一漩涡。

（3）需恒温加热时，将温度测量探头插入溶液中，并将插头插入搅拌器后座上，调节温度旋钮至所需温度即可。若对溶液温度要求严格时，需用温度计同时测量溶液温度，再适当调节温度旋钮以达到需要温度。若无需加热，则把温度调节旋钮调至最低档即可。

（三）注意事项

（1）温度测量探头在溶液中的高度应适中，转子不能碰撞探头，以防损坏。测量完毕，应将探头清洗干净。

（2）搅拌时，需慢慢调节调速钮，由低速逐步调至高速，调节过快会使搅拌转子脱离磁场磁力，不停跳动。

（3）加热时间不宜太长，否则会对搅拌器的使用寿命造成影响。70℃以上连续加热不得超过2 h。

（4）仪器应保持清洁干燥，液体不能落到底盘上，尤其不要进入机内。

（四）日常保养

（1）磁力搅拌器在使用的时候必须要将三脚安全插座接上地线，以确保设备与人身安全。

（2）加热板表面铝盘，若落上液体，会腐蚀盘面或发热冒气，影响电热元件和电动机，需立即关掉电源清除之。

（3）需加热搅拌黏度较大的液体时，因该种液体热传导性能也较差（如环氧树脂），不宜迅速升温，以防容器破裂。

（4）使用中速运转可延长搅拌器的使用寿命。

三　pH试纸和pH计的使用

生化反应离不开溶液，溶液有酸碱之分。准确配制一定pH的缓冲溶液，在实验研究的各项生化反应中非常必要。目前，检测溶液酸碱性的尺子有pH试纸和pH计两种。

（一）pH试纸

使用方法和注意事项见第一章第一节。

（二）pH计

为了准确测定溶液的pH，要使用pH计，其精确度可达0.005个pH单位。它主要用来精密测量液体介质的酸碱度值，配上相应的离子选择电极也可以测量离子电极电位MV值，广泛应用于工业、农业、科研和环保等领域。根据生产与生活的需要，已研制出多种型号的pH计：按测量精度可分0.2级、0.1级、0.01级和更高精度；按仪器体积大小分为笔式（迷你型）、便携式、台式和连续监控测量的在线式。

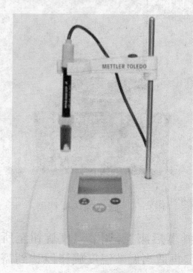

图3-5　pH计

pH计由三个部件构成（图3-5）：① 参比电极；② 指示电极（玻璃电极），其电位取决于周围溶液的pH；③ 电流计，该电流计能在电阻极大的电路中测量出微小的电位差。

测量溶液pH时一般是用玻璃电极作为指示电极，甘汞电极作为参比电极，当溶液中氢离子浓度（严格说是活度）即溶液的pH发生变化时，玻璃电极和甘汞电极之间产生的电势也随之发生变化，而电势变化关系符合下列公式：$\triangle E = -0.198\ 3\ T\triangle pH$。$\triangle E$：表示电势的变化，以毫伏为单位（mV）；$\triangle pH$：表示溶液pH的变化；$T$：表示被测溶液的温度（℃）。

pH计作为一种精密仪器，在使用中一定要能够合理维护电极、按要求配制标准缓冲液和正确操作电极，这样才能减小示值误差，增强实验数据的可靠性。

1. pH 计的操作规范

（1）按下电源开关，预热 30 min。

（2）对 pH 计进行校准，采用两点定位校准法。

1）调节选择旋钮至 pH 档。

2）调节温度旋钮，使旋钮刻度线对准溶液温度值。

3）调节斜率旋钮至最大值。

4）取下电极头部小瓶，用去离子水淋洗电极头部，用吸水纸将电极头部充分吸干，用少量 pH6.88 的标准缓冲液润洗电极头，然后将电极放入标准缓冲溶液，使溶液淹没电极头部的玻璃球，轻轻晃动，待读数稳定后，调定位旋钮，使显示值与当时温度条件下缓冲液的 pH 一致。

5）将电极取出，用去离子水冲洗多次，吸干，放入 pH4.00 或 9.18（根据待测溶液的 pH，若为酸性选择 pH4.00；若为碱性，选择 pH9.18）的标准缓冲溶液中，摇匀，待读数稳定后，调节斜率旋钮，使显示值与当时温度条件下标准 pH 一致，仪器校正完成。

附：标准缓冲液的种类和配制

A. pH4.00 的标准缓冲液：称取在 105℃ 干燥 1 小时的邻苯二甲酸氢钾 5.07 g，加去离子水溶解，并用容量瓶定容至 500 ml。

B. pH6.88 的标准缓冲液：称取在 130℃ 干燥 2 h 的磷酸二氢钾（KH_2PO_4）3.401 g，磷酸氢二钠（$Na_2HPO_4 \cdot 12H_2O$）8.95 g 或无水磷酸氢二钠（Na_2HPO_4）3.549 g，加去离子水溶解并用容量瓶定容至 500 ml。

C. pH9.18 的标准缓冲液：称取硼酸钠（$Na_2B_4O_7 \cdot 10H_2O$）3.814 4 g 或无水硼酸钠（$Na_2B_4O_7$）2.02 g，加去离子水溶解并用容量瓶定容至 100 ml。

标准缓冲液平时应置于 4℃ 冰箱保存。

（3）测量 pH：仪器校正完后，用去离子水多次淋洗电极头部，用吸水纸吸干，将温度补偿旋钮调至与被测溶液温度一致。用少量被测溶液润洗电极头，然后将电极浸入被测溶液中，用玻棒搅匀后在显示屏上显示的数值即为待测溶液 pH。

（4）完成测量后，用去离子水冲洗电极，吸干，套上套管，关闭电源，将电极浸泡在洁净去离子水中或 3 mol/L 的 KCl 溶液中。

2. 注意事项

（1）测量浓度较高的溶液时，应缩短测量时间，用后认真清洗，防止被测溶液黏附在电极上而污染电极。

（2）清洗电极后，不要用滤纸擦拭玻璃膜，而应吸干，避免损坏玻璃薄膜而造成交叉污染，影响测量精确度。

（3）复合电极平时应充分浸泡在 3 mol/L 氯化钾溶液中，切忌用洗涤液或其他吸水性试剂浸洗。

（4）电极不能测量强酸、强碱或其他腐蚀性溶液。

3. 日常保养

（1）经常检查电极内 KCl 溶液的液面，如液面过低则应补充。

（2）玻璃电极小球的玻璃膜极薄，容易破损，切忌与硬物接触。

（3）玻璃电极的玻璃膜不要沾上油污，如不慎沾有油污可先用四氯化碳或乙醚冲洗，再用酒精冲洗，最后用去离子水洗净。如玻璃膜表面被蛋白污染，可用 0.1 mol/L 的 HCl 溶液和 1 mg/ml 蛋白酶溶液浸泡 2 h，再反复冲洗，吸干。

（4）甘汞电极的氯化钾溶液中不能有气泡，极少结晶能保持饱和状态，如结晶过多，毛细孔堵塞，应灌入新的饱和氯化钾溶液。

（5）防止潮气浸入仪器，否则会影响仪器的绝缘性，导致其灵敏度、精确度和稳定性下降。

四 玻璃量器的使用

(一)烧杯

烧杯是一种常见的实验室器皿,通常由玻璃、塑料制成。因其口径上下一致,取用液体十分方便,故经常用来配制溶液和用作较大量试剂的反应容器。常见的规格有 50 ml、100 ml、250 ml、500 ml 和 1 000 ml 等,因其准确度不够,故不用于量取液体。

1. 操作规范　烧杯用作常温或加热情况下配制溶液、溶解物质和较大量物质的反应容器。

(1)烧杯外壁有刻度时,可估计其内的溶液体积。

(2)烧杯在外壁上有时会有一小区块呈白色或是毛边化,可用笔在此区内标记所装物的名称。若无此区,则在外壁贴上含有所盛物名称的标签纸作为标识。

(3)反应物需要搅拌时,通常以玻棒搅拌,搅拌时不要触及杯底或杯壁以免撞击碎裂。当需要转移溶液时,可以将杯口朝向有突出缺口的一侧倾斜,即可顺利地将溶液倒出。若要防止溶液顺着杯壁外侧流下,可用一根玻棒轻靠杯口,则附在杯口的溶液即可顺利地沿玻棒流下。

(4)烧杯一般都可以加热,且应该均匀加热,最好不要干烧。

2. 注意事项

(1)给烧杯加热时应放在石棉网上,均匀受热。不能用火焰直接加热,否则只能使局部过热,而烧杯底面大,会导致使玻璃受热不均而导致炸裂。

(2)用烧杯加热液体时,液体的量以不超过烧杯容积的 2/3 为宜,以防沸腾时液体外溢。加热时,烧杯外壁须擦干。

(3)加热腐蚀性药品时,可在烧杯口上盖一表面皿,防止液体溅出。

(4)烧杯不能长期盛放化学试剂,因其口大易落入尘土和溶液中的水分挥发。

(二)容量瓶

容量瓶是一种细颈梨形平底的容量器,带有磨口玻璃塞,颈上有标线,表示在所指温度下(一般为 20℃)液体充满到标线时,溶液体积恰好与瓶上所注明的容积相等。容量瓶上标有:温度、容量、刻度线。其用途是准确地配制溶液或定量地稀释溶液。常和移液管配合使用,用于稀释某种溶液。通常有 25 ml、50 ml、100 ml、250 ml、500 ml 和 1 000 ml 等数种规格。

1. 操作流程　以 0.4 mol/L NaCl 溶液 500 ml 为例说明溶液的配制过程(图 3-6)。

(1)将瓶塞用长约 2 cm 的棉绳系在瓶颈上拴牢,可防止瓶塞掉下来摔碎,且保证了瓶塞和瓶身为缝合紧密的一套。

(2)验漏:容量瓶使用前应检查是否漏水,检查方法如下:注入自来水至标线附近,盖好瓶塞。右手托住瓶底,倒立 2 min,观察瓶塞是否渗水。如不漏,将塞子旋转 180°,再检漏。如漏水,需换一套容量瓶,再检漏。

(3)清洗:验漏结束后,分别用自来水和去离子水荡洗容量瓶 2～3 次,但不可用待盛溶液洗涤。

(4)计算:NaCl 物质的量=0.4 mol/L×0.5 L=0.2 mol,由于 NaCl 摩尔质量是 58.5 g/mol,则 NaCl 质量=0.2 mol×58.5 g/mol=11.7 g。

(5)称量:用分析天平称量 11.700 g,注意分析天平的使用。

(6)溶解:在烧杯中用 100 ml 去离子水使 NaCl 完全溶解,并用玻璃棒搅拌(注意:应冷却,不可在容量瓶中溶解)。

(7)转移和洗涤:用玻棒将溶解好的溶液转移到 500 ml 容量瓶中。为避免溶液洒出,可用玻棒引流,也可避免溶液在刻度线上面沿瓶壁流下。具体操作是:玻棒尖端靠着容量瓶内壁刻度线下,烧杯有

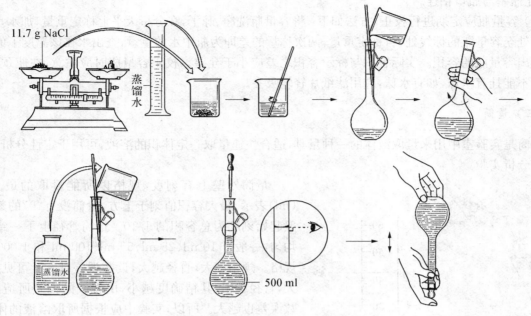

图 3-6　容量瓶的使用

突出缺口的一侧紧贴玻棒,使溶液沿玻棒缓缓流入容量瓶内。当烧杯内溶液全部转移结束后,慢慢扶正烧杯,同时使杯嘴沿玻棒上移 1~2 cm,避免烧杯与玻棒间的一滴溶液流到烧杯外。用少量去离子水洗涤烧杯和玻棒 3~4 次,每次洗涤液均按同样操作移入容量瓶内。

(8) 定容:当溶液达到容量瓶容积的 2/3 时,将容量瓶沿水平方向摇晃,初步使溶液混匀,再加水至接近刻度线处,改用胶头滴管在刻度线上方 1 cm 处,沿瓶颈内壁小心缓缓滴加去离子水,至溶液凹液面的最低处正好与刻度线相切。眼睛视线与刻度线呈水平,不能俯视或仰视,否则都会造成误差。若体积超过刻度线,则需丢弃后重新配制。

(9) 混匀:定容后的溶液浓度不均匀,要把容量瓶瓶塞塞紧,用示指顶住瓶塞,用另一只手的手指托住瓶底,把容量瓶倒转和摇动多次,使溶液混合均匀。静置后如果发现液面低于刻度线,这是因为有极少量的液体沾在瓶塞或磨口处,摇匀后不需要再补加去离子水,否则所配溶液浓度偏低。

2. 注意事项

(1) 容量瓶只能用于配制溶液,不能储存溶液,因为溶液可能会腐蚀瓶体,从而影响容量瓶的精度。

(2) 不能在容量瓶里溶解物质,应将溶质在烧杯中溶解后转移到容量瓶里。

(3) 容量瓶不能进行加热。如果溶质在溶解过程中释放热量,要待溶液冷却到常温后再转移,因为一般的容量瓶是在 20℃ 的温度下标定的,若将温度较高或较低的溶液注入容量瓶,容量瓶则会热胀冷缩,所测体积将不准确。

(4) 容量瓶的容积是固定的,刻度不连续,所以一种型号的容量瓶只能配制同一体积的溶液。在配制溶液前,先要弄清楚需要配制的溶液的体积,然后再选用对应规格的容量瓶。

(5) 定容时要注意溶液凹液面的最低处和刻度线相切,眼睛视线与刻度线呈水平,不能俯视或仰视,否则都会造成误差,俯视使溶液体积偏小,使溶液浓度偏大。仰视使溶液体积偏大,使溶液浓度偏小。

(6) 定容一旦加入水过多,则配制过程失败,应丢弃。不应再采用吸管将溶液从容量瓶中吸出到刻度。

3. 日常保养

(1) 容量瓶用完应及时清洗干净,倒扣在架子上晾干后,塞上瓶塞,并在塞子与瓶口之间夹一条纸条,防止瓶塞与瓶口粘连。

（2）容量瓶应定期进行校正,方法如下：将容量瓶洗净、晾干,在分析天平上称定重量,加水,使凹液面最低处至容量瓶的标线处,再称定重量,两次称量的差即为瓶中水的重量,查出水在该温度下的密度,可计算出容量瓶的容积。实际容积与标示容积之差应小于允差。校正容量瓶时应注意,在瓶颈内壁标线以上不能挂有水珠,如有水珠,应用滤纸片轻轻吸去。

（三）量筒

量筒是实验室中用来量取液体的一种量具,适合快速量取一定体积的溶液,可用于定性分析和粗略的定量分析实验。

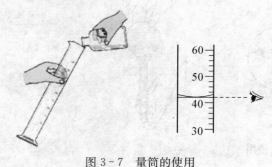

图 3-7　量筒的使用

量筒外壁上有刻度,规格以所能量取的最大容量(ml)表示,最大容积值刻于上方,量筒没有"0"的刻度,一般起始刻度为总容积的1/10。量筒管径上下一致,刻度均匀,一般有 10 ml、25 ml、50 ml、100 ml 和 1 000 ml 等规格。规格越大,直径越大,读数误差越大。可见量筒越大,管径越粗,其精确度越小,由视线的偏差所造成的读数误差也越大。所以,实验中应根据所取溶液的体积,尽量选用能一次量取的最小规格的量筒(图 3-7)。

1. 操作规范

（1）向量筒里倾倒液体时,应用左手握住量筒,使量筒略倾斜,右手拿试剂瓶,使瓶口紧挨着量筒口,让液体缓缓流入。待注入的量尚未到达所需要的量并略少时,把量筒放在水平台面上,刻度朝人,改用胶头滴管滴加到所需要的量。

（2）注入液体后,等 1 min,使附着在内壁上的液体流下来,再读出刻度值。否则,读出的数值偏小。

（3）应把量筒放在平整的桌面上,观察刻度时,视线与量筒内液体的凹液面的最低处保持水平,再读出所取液体的体积数。否则,读数会偏高或偏低。

（4）鉴于在生产量筒时已考虑到有残留液体,不需要用水冲洗并倒入所盛液体的容器中,相反,如果冲洗反而会使所取体积偏大。

2. 注意事项

（1）量筒上的刻度是指温度在 20℃时的体积数。温度升高,量筒发生膨胀,容积会增大。故不能量取太热的液体,也不能对量筒加热。

（2）不能在量筒里进行化学反应。

（3）在量液体时,要根据所量的体积来选择大小合适的量筒(否则会造成较大的误差)。

（4）量筒用完后必须冲洗干净,倒扣在架子上自然晾干。

五　移液器的使用

准确的加样、移液技术是生物化学实验首先要熟练掌握的一门技术。这就需要用到各种形式的移液管,常用的有胶头滴管、移液管、微量进样器和移液枪。

（一）胶头滴管

胶头滴管由胶帽和玻璃滴管组成,使用方便,可用于半定量移液,其移液量为 1～5 ml,常用 2 ml。有直形、直形有缓冲球及弯形有缓冲球等几种类型,后两种比普通滴管更能准确地移液,并防止液体吸入滴头。

1. 操作步骤

(1) 握持方法是用中指和无名指夹住玻璃管部分以保持稳定,用拇指和示指挤压胶头以控制试剂的吸入或滴加量(图3-8)。

(2) 胶头滴管加液时,不能伸入容器,更不能接触容器。应垂直悬空于容器上方0.5 cm处。

(3) 用完之后,立即用水洗净,晾干。

2. 注意事项

(1) 不能倒置,也不能平放于桌面上,应插入干净的瓶中或试管内。

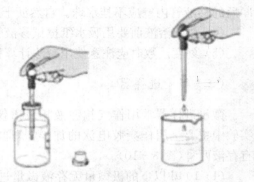

图3-8 滴管的使用

(2) 胶帽与玻璃滴管要结合紧密保证不漏气,若胶帽老化,要及时更换。

(3) 滴瓶专用滴管无需清洗,但不能吸取其他液体。

(二) 移液管

移液管是精密转移一定体积溶液时所用的仪器。有各种形状,一种是无分度的,称为大肚吸管,精确度较高。另一种为分度吸管,管身为一粗细均匀的玻璃管,上面均匀刻有表示容积的分度线,其准确度低于大肚吸管,相对误差A级为$0.8\%\sim0.2\%$,B级为$1.6\%\sim0.4\%$,A级、B级在吸管身上有A、B字样。实验室配制试剂时常用的是分度吸管。

1. 操作流程

(1) 查看使用前,首先要看一下移液管标记、准确度等级、刻度标线位置等。检查移液管的管口和尖嘴有无破损,若有破损,则不用。

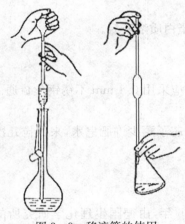

图3-9 移液管的使用

(2) 吸液:用右手拇指及中指捏住管颈标线以上的地方,将移液管插入待吸溶液液面下约1 cm,不应伸入太多,以免尖端外壁粘有过多溶液,也不应伸入太少,以免液面下降后吸空。左手拿洗耳球(一般用60 ml洗耳球)缓慢地轻轻吸上溶液,注意不要吸空,更不能吸到洗耳球内。眼睛注视逐渐上升的液面,移液管应随容器内液面下降而下降(图3-9)。

(3) 调节液面:当液面上升到刻度标线以上约2 cm时,立即用右手示指按住管口,将移液管从溶液中提出,并使管尖接触容器内壁稍等片刻后提起,用滤纸擦干移液管下端黏附的少量溶液。移液管与地面垂直,微松开右手示指,使溶液缓缓流出,此时视线应平视标线,直到凹液面与标线相切,立即按紧示指,使液体不再流出,并使出口尖端接触容器内壁,以除去尖端外残留的溶液。

(4) 放出溶液:将移液管移入准备接受溶液的容器中,移液管调整为与地面垂直的方向,出口尖端接触器壁,容器微倾斜,然后松开右手示指,使溶液自由地顺壁流下,待溶液停止流出后,稍停15 s,挪开移液管。因移液管标定的容量只计算自由流出液体的体积,故此时残留在管内的液滴一般不必吹出。若在管身上标有"吹"字,可等放液结束后,用洗耳球把管尖残存的液柱吹到容器里,才算是达到目标体积。

2. 注意事项

(1) 分度移液管应从最上面刻度起始往下放出液体至所需体积,不是用多少体积就取出多少体积。

(2) 管身上标有"快"字则为快流式,有"吹"字则为吹出式,无"吹"字的吸管不可将管尖的残留液吹出。

(3) 使用完移液管,应先用铬酸洗液润洗,然后用自来水冲洗残留的洗液,再用去离子水洗净。洗净后的移液管内壁应不挂水珠。自然沥干,再放回洁净的移液管架。

（4）放出溶液前要用吸水纸擦拭移液管尖外部黏附的少量液体。

（5）刻度读数时应注意使用减法计算移取溶液的体积。

（三）微量进样器

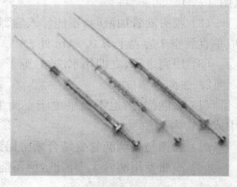

图 3-10 微量进样器

微量进样器常用作气相和液相色谱仪的进样器,在生化实验中主要是用作凝胶电泳的加样器,通常可分为无存液和有存液两种(图 3-10)。

（1）10 μl 以下的极微量无存液微量进样器:进样器的不锈钢芯子直接通到针尖端处,不会出现存液。

（2）10～100 μl 有存液微量进样器:不锈钢的针尖管部分是空管,进样器的柱塞不能到达,因而,管内会存有空气或液体。

1. 操作步骤

（1）进样器在使用前应浸在溶液中来回拉几次将针尖管内的气泡排尽,否则将会影响分析正确性和容量精密度。无存液微量进样器芯子拉动时不得超过最上面的刻度,若不小心拉出,必须先旋出针尖螺母,再耐心地把芯子从硅橡胶垫圈中穿过,再对准针尖孔旋上螺母,推进芯子,不能直接串入,以免不锈钢丝折弯。

（2）吸取液体:将针尖伸到待吸样品下方约 0.5 cm,缓缓拉动顶部活塞至所需体积刻度,速度要慢,防止产生气泡。

（3）放出液体:将针尖插入到加样孔底部,向下轻旋顶部活塞,使液体从针头尖端流出,一边加样一边把进样器往孔外拔。

（4）使用后应立即清洁处理,防止针尖堵塞或卡死,尤其是吸取过蛋白质溶液后。

2. 注意事项

（1）切忌吸取浓碱溶液,以免玻璃和不锈钢零件受腐蚀而漏水漏气。

（2）若遇针尖管堵塞,不宜用火烧,以免针尖退火而失去戳穿能力,应采用 0.1 mm 不锈钢丝疏通。

（3）进样器未经润湿时不可干涩地来回拉动针芯,以免磨损而漏气。

（4）如发现进样器内有不锈钢氧化物发黑而影响正常使用时,可用芯子蘸少许肥皂水,来回拉几次即可清除。

（四）移液枪

移液枪是移液器的一种,是一种取液量连续可调的精密仪器。1956 年,由德国生理化学研究所的科学家 Schnitger 发明,1958 年由德国 Eppendorf 公司开始生产。随着科技的发展,不但加样更为精准,而且品种越来越丰富,有手动、电动,有单通道、多通道,多通道又包括 8、12 通道。规格从 0.1 μl 到 5 000 μl。每种移液枪都有其专用的聚丙烯塑料吸头(吸液嘴),通常是一次性的,也可以超声清洗后重复使用,而且此类枪头也可进行 120℃ 高压灭菌。移液枪常被誉为"战士手中的枪",是实验室使用频率最高也是必需的取液仪器。价格昂贵且对使用者要求较高,故要慎重使用(图 3-11)。

1. 操作流程

（1）设定容量:用拇指和示指旋转移液枪上部的旋钮,使数字窗口出现所需容量体积的数字。逆时针方向转动旋钮,可提高设定移液量。顺时针方向转动旋钮,可降低设定移液量。

（2）安装枪头:在移液枪下端插上一个吸头,正确的操作是将移液枪(器)垂直插入枪头中,稍微用力左右微微转动即可使其紧密结合。如果是多道移液枪,则可以将移液枪的第一道对准第一个枪头,然后倾斜地插入,往前后方向摇动即可卡紧。安装枪头时严禁将枪头使劲地在枪头盒子上敲击,会导致吸

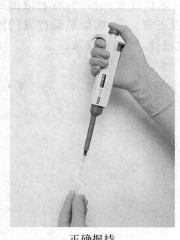
正确握持

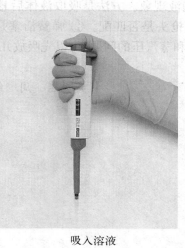
吸入溶液

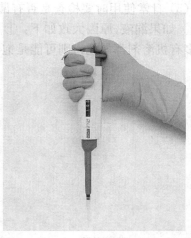
排出溶液

图 3-11 移液枪的使用

头变形而影响精密度,严重的则会导致移液枪的内部配件(如弹簧)因敲击产生的瞬时撞击力而变得松散,甚至会导致刻度调节旋钮卡住。

(3) 吸取液体:移液器保持竖直状态,将枪头插入液面下 2~3 mm,浸入过深会对吸液精密度产生影响。在吸液之前,可以先吸放几次液体以润湿吸液嘴(尤其是要吸取黏稠或密度与水不同的液体时)。四指并拢握住移液枪上部,用拇指按住柱塞杆顶端的按钮,下按至第一停点,然后缓缓松开按钮至原点,并停留 1~2 s(黏性大的液体要加长停留时间)。若吸取高黏液体、生物活性液体、易起泡液体或极微量的液体,也可采取反向移液法,即先按下按钮至第二停点,再缓缓松开按钮至原点。其原理就是先吸入多于设置量程的液体,转移液体的时候不用吹出残余的液体。

(4) 排放液体:吸头碰触倾斜的器壁,将按钮按至第一停点排出液体,稍停片刻继续按按钮至第二停点吹出残余的液体,最后松开按钮。对于反向移液法,则将按钮按至第一停点排出设置好量程的液体,继续保持按住按钮位于第一停点,切勿继续向下按压。

(5) 卸掉枪头:用手取下枪头或者按下卸枪头推杆,将枪头推入废物缸。

2. 注意事项

(1) 在调整设定移液量的旋钮时,不要用力过猛,并应注意使移液器显示的数值不超过其可调范围。

(2) 吸取液体时一定要缓慢平稳地松开拇指,绝不允许突然松开,以防将溶液吸入过快而冲入取液器内腐蚀柱塞而造成漏气。

(3) 吸取血清蛋白质溶液或有机溶剂时,吸头内壁会残留一层"液膜",造成排液量偏小而产生误差。为获得较高的精度,吸头需预先吸取一次样品溶液,然后再正式移液。

(4) 当移液枪枪头内有液体时,切勿水平放置或倒置,应悬挂在移液枪架上,以免液体倒流腐蚀活塞弹簧。

3. 日常保养

(1) 使用完毕,要把移液枪的旋钮调至最大值的刻度,使弹簧处于松弛状态以保护弹簧,将其竖直挂在枪架上。

(2) 为确保更好的准确性和精度,移液量最好在枪头的 35%~100% 量程范围内。

(3) 定期清洗移液枪,可以用肥皂水或 60% 的异丙醇,再用去离子水清洗,自然晾干。高温消毒之前,要确保移液枪能适应高温。

(4) 定期校准。在 20~25℃ 环境中,通过分析天平称量所取纯水的重量并进行计算的方法,来校正取液器,1 ml 去离子水 20℃ 时重 0.998 2 g。

　　(5) 日常使用时要检查是否有漏液现象。方法是吸取液体后悬空垂直放置几秒钟,看看液面是否下降。如果漏液,原因大致如下:① 枪头是否匹配。② 弹簧活塞是否正常。③ 如果是易挥发的液体(许多有机溶剂都如此),则可能是饱和蒸汽压的问题,可以先吸放几次液体,然后再移液。

(吴晓燕　周　红　郭　静　袁艺标　郭　军)

第四章 实验动物技术

实验动物是生命科学研究的基础和重要支撑。目前，几乎所有的生命科学领域的科研、教学、生产、安全评价和成果评定都离不开实验动物。实验动物被称为"活的仪器"，有着不可替代的作用。另外，在医学实验中，任何分子水平和细胞水平的研究结果均需要动物进行整体水平的验证。因此，实验者的实验动物技术水平将直接影响实验结果的观察和结论。本章内容将从实验动物简介、麻醉方法、给药途径、生物样本的采集和实验动物的处死方法等方面介绍常用的实验动物技术。

第一节 实验动物简介

一 实验动物的作用与意义

实验动物是指经人工饲育，对其携带的微生物及寄生虫实行控制，遗传背景明确或者来源清楚的，用于科学研究、教学、生产、检定以及其他科学实验的动物。

实验动物来源于野生动物或家畜家禽，既具有野生动物的共性，同时又有生物学特性明确、遗传背景清楚、表型均一、对刺激敏感性和反应性一致的特点，这些自身特点有利于仅用少量动物就能获得准确、可靠的动物实验结果，并具有良好的可重复性，因而，广泛应用于生物学、医学及药学的科研与教学。

实验动物可以作为研究机体正常生理生化反应的对象。人为改变实验动物的环境条件，可以使实验动物机体发生生理、生化、组织结构甚至基因表达的改变，这些改变与人体有一定的共性，因此，由实验动物获得的实验资料可以为医学、药学研究提供丰富而有价值的参考依据。

实验动物还可复制多种人类疾病的动物模型。由于人类各种疾病的发生、发展十分复杂，要揭示疾病发生、发展的规律，不可能完全在人体上进行，以人为实验对象在道义上和方法学上往往受到种种限制。采用实验动物模拟人类疾病过程，观察药物及其他各种因素对生物体机能、形态及遗传学的影响，既方便、有效、可靠性强，又易于管理和操作。在医学基础研究、药物研究及疾病发生与防治手段研究等领域，均具有十分重要的意义。

二 实验动物的分类

（一）按遗传学控制方法分类

目前，按遗传学控制方法，根据基因纯合的程度，把实验动物分类为近交系、突变系、杂交群、封闭群四类。

1. 近交系动物　一般称为纯系动物。是采用兄妹交配或亲子交配，连续繁殖 20 代以上而培育出来的纯品系动物。近交系动物具有基因位点的纯合性、遗传组成的同源性、表型一致性、长期遗传稳定性、遗传特征的可分辨性、遗传组成的独特性、分布的广泛性和背景资料的完整性等特征，是实验动物学研究和培育品系最多的实验动物。

现在世界上至少有纯系小鼠 500 多种,大鼠 200 多种,豚鼠 12 种,家兔 6 种,应用最广泛的是纯系小鼠。

使用纯系动物的优点很多,主要是：① 可增加实验结果的精确度。纯系动物的遗传特性是均一的,对致病因子和药物反应基本一致,而杂种动物个体差异较大,所得实验结果的精确度远比纯系动物差。因此,利用纯系动物可减少需要重复试验的次数。② 实验结果易被其他实验者重复。③ 每种纯系动物都有其系的特性,可根据实验目的不同,而选用不同特性的纯系动物。

近交系动物的命名法如下：① 纯系动物：用大写英文字母表示。如 A、C、HA、DBA、Csy 等。② 亚系纯种动物：亚系纯种动物是由一种纯种动物分支出来的纯系动物。一般表示法是在纯系动物符号后面划一道斜线,在斜线下标记亚系符号。即用大写英文字母(表示纯系动物)/亚系(多用保护人或研究单位名称的缩写),如 A/Jax(A 系,Jackson 实验室繁殖的亚系纯种动物)。③ 兄妹交配的子代数表示方法：以 F(Filial 的缩写)符号表示子代,在 F 符号后用阿拉伯字表示子代数,如 WKA/MK(F150)。

2. 突变系动物　是保持特殊的突变基因的品系动物,也就是正常染色体的基因发生了变异的、具有各种遗传缺陷的品系动物。生物在长期繁殖过程中,子代突变发生变异,其变异的遗传基因等位点可遗传下去,或即使没有明确的遗传基因等位点,但经过淘汰和选拔后,仍能维持稳定的遗传性质。这种变化的,且能保持遗传基因特性的品系,称为突变品系。在小鼠和大鼠中,通过自然突变和人工定向突变,已培育出很多突变系动物。

3. 杂交群动物　也称杂交一代动物或系统杂交动物,是指两个近交品系动物之间进行有计划交配所获得的第一代动物,简称 F1 动物。F1 动物品质的好坏完全取决于其亲代特点。因此,选择遗传性能表现出杂交优势,组合力强,具有研究实验所要求的特性的,且两个品系间具有较强的亲和力和较少的异质性等特征的两个品系作杂交组合。从中选出最理想的杂交品系组合,作为大量繁殖杂交 F1 的双亲,进行杂交 F1 的繁殖。

4. 封闭群动物　是指一个动物种群在 5 年以上不从外部引进其他任何品种的新血缘,由同一血缘品种的动物进行随意交配,在固定场所保持繁殖的动物群。一般对群的大小、封闭年月、繁殖结构等均有明确的规定。可分为起源于近交系但并不进行兄妹交配的维持群和不起源于近交系而亦不进行兄妹交配的维持群。也就是在这固定的一群动物中,有的可能有近交关系,有的则无近交关系,但都要避免兄妹交配,也要避免亲子、表兄妹、侄伯之间的相互交配,保持其一定的遗传差异。

(二)按对微生物控制的净化程度分类

按对微生物控制的净化程度,又可把实验动物分为无菌动物、悉生动物、特殊病原体动物和清洁动物四类。

1. 无菌动物　是指机体内外均无任何寄生物(微生物和寄生虫,包括绝大部分病毒)的动物。此种动物在自然界中并不存在,必须用人为的方法进行培育。

2. 悉生动物　是指机体内带着已知微生物(动物或植物)的动物。

3. 无特定病原体动物　是指机体内无特定的微生物和寄生虫存在的动物,简称 SPF 动物。

4. 清洁普通动物(CCV)　亦称最低限度疾病动物(MOA),或称清洁动物(CL)。

普通动物是未经积极的微生物学控制,普遍地饲养在开放卫生环境里的动物。普通动物只能供教学和一般性实验,不适用于研究性实验。

三　常用实验动物

(一)大白鼠(大鼠)

大白鼠属哺乳纲,啮齿目,鼠科。其性情不如小鼠温顺,受惊吓时表现凶恶,易咬人,雄性大白鼠间常发生殴斗和咬伤。常用品种有 SpragMe-Dawley(SD)大白鼠、Wistar 大白鼠等。根据实验需要,有时需用特殊大鼠,例如癫痫大鼠、自发性高血压大鼠(SHR)、大白鼠与家鼠杂交生的大灰鼠。这里介绍 SD 大鼠和 Wistar 大鼠。生理数据见表 4-1。

表 4-1　实验动物生殖生理的参考值

	性成熟	性周期	妊娠期	哺乳期	每胎仔数	动情期	交配期
小鼠	6～7 周	4～5 d	19～21 d	20～30 d	2～15	4 d	1 d(晚 10 点到晨 1 点)
大鼠	2 个月	4 d 左右	19～35 d	20～25 d	平均 8	5 d	1 d(下午 4～10 点)
豚鼠	1.5 个月	12～18 d	62～72 d	15～21 d	1～6		
家兔	2 个月	2 周	30～32 d	43 d	8～14	15 d	2～4 d
犬	6 个月	126～240 d	58～63 d	30～60 d	2～8	春秋	7～14 d
猫	7 个月	14 d	60～68 d	～60 d	3～8		

1. 生理、解剖特点

(1) 没有胆囊(与鸽、鹿、马、驴、象等动物相似),肝胆汁通过总胆管直接进入十二指肠,但受十二指肠端括约肌的控制。

(2) 胰腺十分分散,位于胃和十二指肠弯曲处。

(3) 胸部和鼠蹊部各有三对乳头。

(4) 肠道较短,盲肠较大但功能不发达。

(5) 雌鼠成年后在动情周期不同阶段,阴道黏膜可发生典型变化,采用阴道涂片法可推知性周期中卵巢、子宫状态与垂体激素的变化。呈双子宫型。

2. 机能特点及其在实验研究中的应用

(1) 消化机能实验

1) 因其无胆囊,常用胆总管插管收集肝胆汁,进行肝胆汁分泌机能的研究。

2) 肝脏再生能力强,切除 60%～70% 后剩余肝叶仍有再生能力,适用于肝脏外科实验。

(2) 神经内分泌实验

1) 垂体-肾上腺系统功能发达,应激反应灵敏,可复制应激性胃溃疡模型。

2) 垂体较脆弱地附着在漏斗下部,较小的吸力即可吸出和摘除,适宜于制作去垂体模型。

3) 常用内分泌腺摘除法进行肾上腺、卵巢等内分泌机能实验。

(3) 心血管实验:大鼠血压和血管阻力对药物反应敏感,最适合于筛选新药和心血管药理实验。

1) 用直接法描述血压研究中降压药的作用。

2) 灌流肢体血管或离体心脏进行心血管药理学实验。

3) 毒扁豆碱引起的大鼠升压反应的实验模型可用于研究影响肾上腺素能神经递质释放的药物。

(4) 营养与代谢性疾病实验:大鼠对营养物质的缺乏较敏感,一旦缺乏可发生典型的缺乏症状。

1) 可用于维生素 A、维生素 B、维生素 C 和蛋白质等营养缺乏研究。

2) 可用于氨基酸(苯丙氨酸、组氨酸、异亮氨酸、亮氨酸、色氨酸、蛋氨酸、赖氨酸和精氨酸)和钙、磷代谢研究。

3) 可用于动脉粥样硬化、十二指肠溃疡、酒精中毒、淀粉样变性、营养不良等研究。

(5) 肿瘤实验研究:肿瘤实验中最常用的实验动物。大鼠特别易患肝癌,可用二乙基亚硝胺、二甲基偶氮苯(DAB)复制肝癌动物模型。用甲基苄基亚硝胺诱发复制食管癌等。

(6) 多发性关节炎和化脓性淋巴腺炎等实验:大鼠对炎症反应灵敏,足跖水肿法是目前筛选抗炎药物的最常用的方法。其踝关节对炎症反应很敏感,常用于关节炎药物治疗方面的研究。

(7) 行为实验:它具有行为情绪的变化特征,行为表现多样,情绪敏感。视觉和嗅觉较敏感,有利于进行条件反射等实验,已广泛应用于高级神经活动的研究。

(8) 其他:中耳疾病和内耳炎的实验研究,畸胎学研究和避孕药实验研究,放射性医学实验研究,传染病实验研究。

3. 注意事项

(1) 药理实验时注意：不能呕吐,对强心苷敏感性较差,比猫低 600 多倍。心电图特点与小白鼠相似。

(2) 饲养时注意：喜啃咬。夜间活动,白天除实验中必须抓取外,一般不要抓弄它。不耐饥饿,吃食多,喜吃各种煮熟的动物肉,甚至吃同一笼中的死鼠或机能状态不佳者。对光照较敏感,要防止光照不同导致实验结果差异。对外环境适应性和抗病力较强,成年鼠很少患病。

(3) 抓取时注意：尽管在一般情况下大鼠侵袭性不强,但由于性情较凶猛,受到激怒、袭击、抓捕时会咬人。哺乳期的雌鼠更凶,常会主动咬人,甚至在喂饲时也会咬人。因此,喂饲时手不要伸入鼠笼。

(二) 小鼠

小鼠属哺乳纲,啮齿目,鼠科,是医学实验中应用最广泛和最常用的动物。目前我国各生物制品单位和医学研究单位繁育的小白鼠为昆明种。因其繁殖周期短,繁殖量大,生长快,饲料消耗少,温顺易捉,操作方便,又能复制出多种疾病模型,适用于需要大量动物的实验,如药物的筛选、半数致死量或半数有效量的测定等。也适用于避孕药、缺氧和抗肿瘤药等方面的研究。但不同品系的小鼠对同一刺激的反应性差异较大。

1. 生理、解剖学特点

(1) 小鼠发育成熟时体长小于 15.5 cm,体重雌性为 18～40 g,雄性为 20～49 g。

(2) 双子宫型,胸部有 3 对乳头,鼠蹊部有 2 对乳头,有胆囊,胃容量小,肠内能合成维生素 C。

(3) 自发性肿瘤多。

2. 机能特点及其在实验研究中的应用

(1) 对外来刺激非常敏感：对多种毒素和病原体具有易感性,反应极为敏感,用 1% 的破伤风毒素即可致死,这区别于其他实验动物。

(2) 生物效应测定：血清和疫苗等生物鉴定,照射剂量与生物效应实验。

(3) 药物毒性试验：应用于各种药物的急性、亚急性和慢性毒性试验、半数致死量的测定等。

(4) 药物筛选实验：各种药物的筛选实验多数是先从小白鼠做起。

(5) 药物效价比较：在一定条件下将某药品与标准品比较,得出该药品的效价。

(6) 镇咳药物实验：利用对 NH_4OH 雾剂刺激产生咳嗽反应的特性,对镇咳药物进行研究。

(7) 生殖实验：成熟早,妊娠期很短(仅 21 d),繁殖能力很强,成年雌鼠在动情周期不同阶段阴道黏膜可发生典型变化,根据阴道涂片的细胞学改变,可以推测卵巢功能的周期性变化。交配后10～12 h阴道口有阴道栓(白色),阴道栓是受孕的标志。常选用小鼠作避孕药研究,包括抗生育、抗着床、抗早孕、中孕和抗排卵实验。

(8) 传染病实验：对多种病原体具有易感性,适合于寄生虫病和细菌或病毒性疾病的研究,例如,流行性感冒、脑炎、淋巴性脉络膜丛脑膜炎、脊髓灰白质炎、狂犬病等。

(9) 肿瘤实验：对致癌物质敏感,可诱发各种肿瘤,有利于进行肿瘤病因学、发病学和防治学等方面的研究。例如,常用甲基胆蒽诱发小鼠胃癌和宫颈癌,用二乙基亚硝胺诱发小鼠肺癌等。

3. 注意事项

(1) 在相互打架或雌鼠哺乳期间可能会咬人。在饲养笼内饲养或在罐、盒内进行实验观察时比较温顺,一旦离开这些器具,将很快表现出到处乱窜的野性,难以提取。

(2) 饲养时喜居于安静和光线暗淡的环境。夜间活动十分活跃,互相追逐配种,觅食饮水。因此,应保证夜间有足够的饲料和饮水供应,如果饲料和饮水中断过久会发生休克,即使从休克中恢复过来,体质也难以恢复正常。喜欢啃咬,雌鼠吃仔鼠。不耐饥饿和冷热,对环境的适应性差。对疾病的抵抗力差,发生传染病时往往成群死亡。特别怕热,因此,饲养温度不宜过高。

（三）家兔

属于哺乳纲，啮齿目，兔科。品种有中国白兔、青紫蓝兔、新西兰白兔和大耳白兔等。其性情温顺、安静，是机能学实验教学中较常采用的实验动物。

1. 家兔的分类

（1）中国本兔（白家兔）：毛色多为纯白色，红眼睛，是我国长期培育的一种品种，成年兔体重1.5～3.5 kg。

（2）青紫蓝兔（金基拉兔）：毛色银灰色，成年兔体重 2.5～3.5 kg。

（3）新西兰白兔：被毛纯白，眼睛粉红色，头宽圆而粗短，耳宽厚而直立，臀部丰满，腰肋部肌肉发达，四肢粗壮有力。成年体重公兔 4～5 kg，母兔 4.5～5.5 kg。

（4）大耳白兔（日本大耳白兔）：毛色纯白，红眼睛，两耳长而大，血管清晰，便于静脉注射和采血，成年兔体重 4～6 kg。

2. 生理、解剖特点

（1）减压神经：颈动脉鞘中有三根粗细不同的神经。最粗、白色者为迷走神经；较细，呈灰白色者为交感神经；最细者为减压神经，它位于迷走神经和交感神经之间，其神经末梢分布在主动脉弓血管壁内。

（2）胸腔：由纵隔于顶壁、底壁及后壁之间并将胸腔分为左右两部，互不相通，纵隔由隔胸膜和纵隔胸膜两层纵隔膜组成。肺被肋胸膜和肺胸膜隔开，心脏又被心包胸膜隔开。因此，开胸后打开心包膜暴露心脏进行实验操作时，只要不破坏纵隔膜，无需做人工呼吸。

（3）肠：非常长（约为体长的 8 倍），摆动运动（钟摆运动）波幅较大，药物抑制反应不明显。肠壁薄，对儿茶酚胺类药物和其他药物反应灵敏。总胆管容易辨认，壶腹部呈现于十二指肠表面，但组织纤细，操作时需注意。回肠与盲肠相接处膨大形成圆小囊（兔特有），后者内壁呈六角形蜂窝状并充满淋巴组织，其黏膜可持续分泌碱性液体并中和盲肠中微生物分解纤维素时所产生的各种有机酸，有利于消化吸收。

（4）内分泌系统：甲状旁腺分布比较散，有的甚至分布到胸腔内主动脉弓附近。

（5）后肢膝关节的屈面腘窝部有一个比较大的呈卵圆形的腘淋巴结，长约 5 cm，体外极易触摸和固定，便于向淋巴结内注射药物。

3. 机能特点及其在实验研究中的应用

（1）制备免疫血清：可获得高效价和高特异性的免疫血清。因此，广泛地用于人和各类动物的抗血清和诊断血清的研制研究中。

（2）肺水肿实验研究。

（3）胆固醇代谢和动脉粥样硬化症的研究。

（4）心血管机能学实验研究，主要用于以下几种实验。

1）其颈部减压神经走行特殊，特别适用于减压反射功能及其调节的生理、药理机能的研究。

2）其胸腔构造特殊，打开心包膜暴露心脏时可不做人工呼吸，有利于进行心脏手术，特别适用于急性心脏机能实验，如结扎家兔冠状动脉前降支建立实验性心肌梗死模型。以重力牵拉阻断冠脉血流法建立缺血性心脏病模型。选择性阻断冠状动脉左室支不同部位及阻断程度的大小，可调整心肌梗死的范围及程度，复制心源性休克或缺血性心律失常模型。

3）动物大小适中，常用于直接记录和测量颈动脉血压和中心静脉压，进行相关机能实验。间接法测量冠脉流量、心搏出量、肺动脉和主动脉血流量等。

4）适合建立心血管和肺心病的各种动物模型，如静脉注射药物诱发家兔心律失常模型。也可采用兔耳灌流，离体兔心等方法研究药物对心血管的作用。

5）微循环机能研究：常用于建立失血性休克和肠毒素休克模型，观察兔眼球结膜和肠系膜微循环。

（5）生殖生理和避孕药的筛选的实验研究。

1)雌兔每两周发情1次,持续3~4 d,发情期间卵子并不排出,只有经雄兔的交配刺激后10~12 h才能排出,这种现象叫刺激性排卵(猫也如此)。如果没有交配,则成熟的卵子经10~16 d后全部被吸收,新的卵子又开始成熟。根据刺激诱发时间可得知何时排卵,可确定何时剖腹切开子宫取胎兔。

2)可在眼前房内移植某些器官的一部分,观察激素对该器官的作用。例如,在眼前房内移植卵巢皮质,可观察药物对排卵的影响。

3)未妊娠兔的离体子宫对 α 受体兴奋药十分敏感,可使之强烈收缩。

(6)角膜瘢痕模型:家兔的眼球较大,体积5~6 cm³,重3~4 g,便于建立角膜瘢痕模型。

(7)发热、解热和检查致热源等实验研究:家兔体温变化十分灵敏,最易产生发热反应,发热反应典型、恒定,因此,常选用家兔进行发热及药物作用的研究。

(8)遗传性疾病和代谢失常的研究:维生素 A 缺乏、软骨发育不全、动脉硬化的研究。

(9)皮肤反应实验:家兔和豚鼠皮肤对刺激反应敏感,其反应近似于人。一般选择耳内侧皮肤。常选用家兔皮肤进行毒物对皮肤局部作用的研究以及毒素、类毒素的皮肤反应试验。可用兔耳进行实验性芥子气皮肤损伤和冻伤烫伤机制的研究和进行药品的效价试验与安全试验等。

(10)感染模型:家兔对多种微生物,如病毒、致病菌和各种寄生虫非常敏感,适用于如过敏、免疫、狂犬病、天花、脑炎和寄生虫病等的机能研究。

4.注意事项

(1)饲养:饲养原则是以青饲料为主,精饲料为辅。白天处于休息状态,夜间活动多,吃食多。家兔体小力弱、胆小怕惊、怕热、怕潮,喜欢安静、清洁、干燥、凉爽的环境。

(2)食粪癖:喜吃兔粪,因其下段肠管可吸收粪便中粗蛋白和维生素,如用兔进行营养实验时,应控制其食粪习性,以免影响实验结果。

(3)球虫病:是危害家兔最严重、感染范围最广泛的一种寄生虫病,幼兔最易感染,死亡率高达80%。一种斯狄属球虫专侵犯肝脏,使兔患肝球虫病,患兔肝表面可见粟米大小的白色微黄色结节,这种结节被刺破后有白色脓汁流出,在显微镜下观察,可见其中有大量的球虫卵囊。选择家兔作肝功能测定时应特别注意。

(4)对射线十分敏感,照射后常发生特有的休克样反应,有部分动物在照射后立即或不久死亡,其休克的发生率、死亡率与照射剂量成一定的线性关系。

(四)蟾蜍和青蛙

蟾蜍和青蛙均属于两栖纲,无尾目。心脏为"两房一室三腔心"。在心房和腔静脉之间有一个明显膨大的静脉窦,静脉窦与心房之间有明显的分界,静脉窦作为心脏的起搏点。

1.功能特点及应用 蟾蜍和青蛙是机能实验中常用的动物,特别是在生理、药理学实验中更为常用。其某些组织的功能特点及应用如下。

(1)心血管

1)心脏:具有对氧依赖性低的功能特点,在灌流液中不加氧气的情况下可有节奏地搏动数小时。因此,常用来研究心血管的生理功能、药物对心血管的作用等。例如,可用于在体心脏负荷试验,离体心脏灌流实验。

2)血管:肠系膜血管可用于观察血管对药物的反应性、血栓形成、血流阻滞和渗出等功能反应。可采用下肢血管灌注法观察肾上腺素和乙酰胆碱等药物对血管的作用。

(2)神经肌肉

1)应用腹直肌标本测定乙酰胆碱含量和鉴定胆碱能药物。

2)应用神经-缝匠肌观察肌梭放电。

3)腓肠肌和坐骨神经等标本可用于观察外周神经和骨骼肌的生理功能、神经-骨骼肌接头传递及药物的作用。

4）大脑很不发达，与人类相差甚远，不能用于作高级神经活动的实验，但反射中枢位于脊髓的一些反射比较明显、容易分析。因此，蟾蜍和蛙特别适用于简单的反射弧实验、脊休克实验。

（3）其他：例如，可应用于内分泌、生殖，胚胎学研究，变态与遗传学等研究。在临床检验工作中，还可用雄蛙作妊娠诊断实验。

2. 注意事项　蟾蜍的背部皮肤有许多疣状突起的毒腺，能分泌毒素，特别是耳下腺分泌量最多。使用中不仅要避免蟾蜍毒素污染标本，而且要防止蟾蜍毒素射入操作者的眼睛。

（五）犬

属于哺乳纲，食肉目，犬科。犬的嗅觉、听觉特别灵敏，其嗅觉能力是人的 1 200 倍，听觉比人灵敏16 倍，同时具有发达的血液循环和神经系统，是目前基础医学研究与教学中常用的动物之一。

1. 生理、解剖特点

（1）胃较小，其长径相当于人胃长径的一半，容易作胃导管手术。肠壁厚度和消化过程与人相似。肠道较短，仅为身体长度的 3 倍。肝脏较大，胆道位置较深。胰腺小，扁平长带状，分左右两支，于十二指肠降部各有一胰腺管开口，胰腺向左横跨脊柱而达胃大弯及脾门处，胰腺易摘除。

（2）双子宫型。

（3）幼年犬胸腺发达，在 2～3 岁时已退化萎缩。

2. 机能特点及其在实验研究中的应用

（1）血液循环和神经系统发达：适用于建立失血性休克、弥漫性血管内凝血（DIC）、急性心肌梗死、动脉粥样硬化症等动物模型。不同类型的心律失常、肾性高血压、急性肺动脉高压、脊髓传导实验、大脑皮质定位实验等均可用犬进行。狼犬对麻醉和手术特别敏感而且易发生心律失常。

（2）生殖系统：发情后 1～2 d 排卵，但卵第一极体在排卵时并未排出，这与其他动物不同，这时卵尚未成熟，需要数天才能脱去极体和受精，这也是选择发情后 2～4 d 交配的原因。

（3）感受功能：嗅脑、嗅觉器官和嗅觉神经极为发达。鼻能够嗅出稀释一千万分之一的有机酸，特别是对动物性脂肪酸更为敏感，嗅觉能力超过人的 1 200 倍。听觉也很灵敏，比人灵敏16 倍，可听到5.0～5.5 Hz 的声音。

（4）犬被广泛用于实验外科各个方面的研究，如心血管外科、脑外科、断肢再植、器官或组织移植等。

（5）药理学、毒理学和药物代谢研究：在毒理方面的反应和人比较接近，用于各种新药临床使用前的毒性实验等。

（6）慢性实验研究：短期训练后的犬可以很好地配合实验，适用于慢性实验如条件反射实验、疗效观察实验、毒理学实验、内分泌腺摘除实验等。犬的消化系统发达，与人有相同的消化过程，所以特别适合于消化系统的慢性实验，可用无菌手术方法做成唾液腺瘘、食管瘘、胃瘘、肠瘘、胆管瘘以及胰液管瘘等观察消化道和消化腺的功能变化和调节机制。

（7）行为科学的研究：一般将犬分成四种神经类型，即强、均衡的灵活型（活泼型）；强、均衡的迟钝型（安静型）；强、不均衡型（不可抑制型）和弱型（衰弱型）。神经类型不同导致性格不同，用途也不一样。这对一些慢性实验，特别是高级神经活动实验的动物选择很重要。

3. 注意事项

（1）饲养注意：为使犬正常繁殖、生长达到正常生化指标，饲料中需要有一定的动物蛋白质与脂肪。犬消化素菜能力差，部分原因是咀嚼不完全。

（2）鼻尖呈油状滋润，以手背触及有凉感，能灵敏地反映动物全身的健康状况，如发现鼻尖无滋润状，以手背触之不凉或有热感，表明其即将得病或已得病。

（3）视觉不如人，每只眼睛有单独视野，视角小于 25°，由于晶体较大导致看不到正面近距离范围内物体。对移动着的物体感觉却较灵敏。红绿色盲，故不能以红绿色作为条件刺激进行条件反射实验。

视网膜上没有黄斑,即没有最清楚的视觉点,视力仅 20～30 cm。

(4) 汗腺不发达,散热主要靠舌头伸出口外喘式呼吸,加速呼吸频率才能加速散热。

（六）猫

哺乳纲,食肉目,猫科。其循环系统发达,血压稳定,血管壁坚韧,用于观察药物对血压的影响比家兔更为合适,但价格较昂贵。猫也用于心血管药和镇咳药的实验。猫对神经肌接头阻断药的反应性与人类最接近,是研究新肌肉松弛药的常用动物。猫和兔头部表面与脑的各部分有比较固定的对应关系,可在脑内插电极来观察脑电活动,但猫脑比兔脑约大 1 倍,故更为合适。猫的大脑和小脑发达,其头盖骨和脑的形态固定,常用来做去大脑僵直、姿势反射等神经生理学实验。另外,猫对强心苷较为敏感,是研究强心苷的常用动物。

1. 生理、解剖特点

(1) 消化系统:盲肠的盲端有一个微小的突起。大网膜非常发达。

(2) 生殖系统:乳腺位于腹部,有四对乳头。双角子宫。

(3) 红细胞:大小不均匀,红细胞边缘有一环形灰白结构成为红细胞折射体(RE),正常情况下,10％的红细胞中有 RE 体。

(4) 感觉器官:眼与其他动物不同,它能按照光线强弱的程度灵敏地调节瞳孔,光线强时瞳孔可收缩成线状。舌的形态学特征是猫科动物所特有的,舌表面有无数突起的乳头能舔除附在骨上的肉。

2. 机能特点及其在实验研究中的应用　循环系统、神经系统和肌肉系统发达,实验效果较啮齿类更接近于人,主要用于神经学、生理学和毒理学的研究。

(1) 中枢神经系统功能和代谢实验

1) 耐受麻醉与脑的部分破坏性手术,在手术时能保证正常血压,猫的反射机能与人近似。

2) 常用脑室灌流法研究药物作用部位和血脑屏障的物质转运。

3) 常用于观察神经递质等活性物质的释放,特别是在清醒条件下研究活性物质释放与行为变化的相关性。

4) 常用于观察去大脑僵直、姿势反射、刺激交感神经时瞬膜及虹膜反应的实验。

(2) 循环系统功能的急性实验:选用猫做血压实验优点很多,例如:

1) 血压稳定,比大鼠和家兔等动物更接近于人体、对药物反应灵敏且与人基本一致。对强心苷比较敏感。

2) 血管壁坚韧,便于手术操作和特别适合于分析药物对循环系统的作用机制,用作药物筛选试验时可反复应用。

3) 有瞬膜,瞬膜反应敏锐,便于分析药物对交感神经节和节后神经的作用。

4) 易于制备脊髓猫以观察脊髓对血压的作用。

(3) 药理学研究:观察用药后呼吸系统、心血管系统的功能效应和药物的代谢过程。常用猫观察药物对血压的影响,阿托品解除毛果芸香碱的作用。

3. 注意事项

(1) 猫生性孤独,喜孤独而自由的生活,喜爱明亮干燥的环境,对环境适应性强,与鼠、兔不同,白天不愿躲在阴暗的角落。猫是肉食动物,饲料应有较大比例的动物性饲料。

(2) 繁殖猫较困难,发情期有心理变态,饲养中涉及动物心理学问题,也给繁殖带来困难。

(3) 对吗啡的反应和一般动物相反,犬、兔、大鼠、猴等主要表现为中枢抑制,而猫却表现为中枢兴奋。

(4) 雄猫的阴茎在勃起时向前,而在排尿时尿向后方排出。猫与兔属刺激性排卵动物。交配期每年两次(春季和秋季)。

（七）豚鼠

目前我国有关教学和研究单位使用的豚鼠多为短毛的英国种豚鼠。不同毛色的英国种豚鼠杂交可形成不同的变种,如纯白色、黑色、棕色等,因此,这些非纯种短毛豚鼠的被毛颜色多样,但一般呈棕黄、黑、白三色,可以棕黄、黑、白相间,形成不规则斑点,称三色豚鼠。豚鼠是食草性动物,名豚鼠实际上是猪。

1. 生理、解剖特点

（1）嚼肌发达而胃壁非常薄,盲肠特别膨大,约占腹腔 1/3 容积。不易患腹泻病。食量较大,对习惯了的食物食欲旺盛。肝分四个主叶和四个小叶。肺分七叶（右肺四叶,左肺三叶）。

（2）胸腺位于颈部,在下颌角到胸腔入口中间,有两个光亮、呈淡黄椭圆形、分叶充分的胸腺。

2. 机能特点及其在实验研究中的应用

（1）药理学实验:对某些药物极为敏感,因此,它是研究这些药物的"专用动物"。例如,对组织胺极敏感,很适合作平喘药和抗组织胺药的研究;对人型结核杆菌具有高度敏感性,常用作抗结核病药物的药理学研究。

（2）维生素 C 的营养学实验:由于体内不能合成维生素 C,对维生素 C 缺乏十分敏感,通过控制饲料中维生素 C 的含量可建立维生素 C 缺乏（坏血病）模型。

（3）听觉实验:耳蜗管对声波极为敏感,特别对 700～2 000 Hz 纯音最敏感。实验室中常选用 2 000 Hz 音频进行听觉研究。

（4）实验性肺水肿:切断颈部两侧迷走神经可复制典型的急性肺水肿模型,症状比其他动物更明显。

（5）过敏反应或变态反应的实验:易于过敏,最合适进行过敏或变态反应反面的研究。如给豚鼠注射马血清很容易复制成过敏性休克动物模型。常用实验动物接受致敏物质的反应性依次为:豚鼠＞家兔＞犬＞小鼠＞猫＞蛙。

（6）出血和血管通透性变化的实验:血管敏感度高,反应性强,出血症状明显。辐射损伤引起出血综合征的明显程度依次为:豚鼠＞犬＞猴和家兔＞小鼠和大鼠（少见）。

（7）毒物对皮肤局部作用实验:豚鼠和家兔皮肤对毒物刺激反应灵敏,其反应性近似于人。

（8）缺氧耐受性和耗氧实验:对缺氧的耐受性强,耐低氧、抗缺氧能力比小鼠强 4 倍,比大鼠强 2 倍。

（9）动物代血浆的实验研究。

（10）各种传染病的实验研究:对很多致病菌和病毒十分敏感,对于各种传染性（细菌性、病毒性）疾病常选用豚鼠进行研究。例如,豚鼠对人型的结核杆菌极为敏感,常用作结核病的确诊。将肾结核患者的尿液接种于豚鼠体内,如豚鼠出现结核病症状即确定为结核试验阳性。

（11）血清学诊断中用的"补体"来自豚鼠,并应用于补体结合试验进行实验诊断。

3. 注意事项

（1）饲养时注意:① 体内（肝脏和肠内）不能合成维生素 C,所需维生素 C 必须来源于饲料中。当维生素 C 缺乏时出现坏血症,冬季易患,其症状之一是后肢半瘫痪,补给维生素后症状消失。因此,需在饲料或饲水中加维生素 C 或给予新鲜蔬菜。② 粗纤维需要量较家兔大。③ 对变质的饲料特别敏感,甚至导致流产,常常因此而减食或废食。④ 对各种刺激均特别敏感,如空气混浊、环境寒冷、声音刺激易发生肺炎、流产。

（2）使用时注意:对抗生素特别敏感,投药后易引起死亡和肠炎。对青霉素的敏感性比小鼠高千倍。如果使用青霉素,不论给药剂量和途径如何,均可发生小肠炎和结肠炎,甚至死亡。

（八）猪

属哺乳纲,偶蹄目,猪科。适用于烧伤实验、肿瘤实验、血管实验以及泌尿系统实验等。

(九) 非人灵长类

本类动物具有许多与人类相似的生物学特征,科研中广泛应用的是猕猴。可用于避孕实验、镇痛药耐受性试验、传染病和心血管病研究等。

四 实验动物的选择与饲养

(一) 选用与实验要求相适应的实验动物规格

1. 年龄　不同年龄其生物学特性往往不同,应根据实验目的选用适龄动物,一般选性成熟后的青壮年动物。太小的动物生理功能未达到成年水平。太老的动物的各器官老化,代谢功能下降,只在老年医学研究中使用。

2. 体重　在正常营养状态和饲养条件下,体重与年龄有一定的相关性。大体上,成年小白鼠为 20～30 g,大鼠为 180～250 g;豚鼠为 450～700 g;兔为 2～2.5 kg;猫为 1.5～2.5 kg;犬为 5 kg。

3. 性别　许多实验证明,同一品种(系)不同性别的动物对同一致病因素的反应不一,应根据实验目的来选择。例如,心脏再灌注实验与氨基半乳糖实验性肝细胞黄疸实验用雄性大白鼠比雌性大白鼠容易成功。如无特殊要求应在各组中雌雄各半,如已证明无性别影响时,亦可雌雄不拘。

4. 生理状态　动物的特殊生理状态,如妊娠、哺乳期机体的反应性差异很大,在动物选择时应予充分考虑。

5. 健康状况　应选择健康的实验动物,避免使用处于衰弱、饥饿、寒冷、炎热或疾病等情况下的动物。

动物健康的外部特征是:一般状态——发育良好,眼睛有神,爱运动,反应灵活,食欲良好。头部——眼结膜不充血,瞳孔清晰,眼鼻部均无分泌物流出,无鼻翼扇动,不打喷嚏。皮毛——皮毛清洁柔软而有光泽,无脱毛、蓬乱现象,皮肤无真菌感染表现。腹部——不膨大,肛门区清洁无稀便,无分泌物。外生殖器——无损伤,无脓痂,无分泌物。爪趾——无溃疡,无结痂。

(二) 实验动物的饲养

实验动物由专职人员在动物室饲养。如果实验操作人员自行饲养,则需要由专职人员指导,但仍需要了解一些基本的饲养方法。

1. 饲养笼

(1) 需定期消毒处理。

(2) 每笼内饲养动物数量和每只动物活动面积见表 4-2。

表 4-2　每笼内饲养动物数量和每只动物活动面积

	小鼠(g)		大鼠(g)		豚鼠(g)	兔(kg)
	20	20	<150	>150	250～350	2～4
动物数	5～10	10～20	4～10	1～3	2～4	1
面积(cm²)	0.9～6.3	0.5～0.9	1.8～4.5	1.8～6.3	4.5	270

2. 饮水和饲料

(1) 饮水:使用净化水。

(2) 饲料:使用与动物对应的专用饲料,各种营养成分的含量和比例是保证动物的生长、发育、繁殖、体质和抗御疾病的关键,也是决定一些模型,如营养不良、微量元素缺乏等模型成功建立的重要保证。

（3）方法：一般采取自由饮食的供给方法，对于需要观察机能处理对动物的饮水行为或进食情况的影响时需要对饮食加以定量，即每天定时对水和饲料的供应量与剩余量进行称量计算。

（4）垫料：大、小鼠垫料采用经过高温烘烤后的木屑。

五 实验动物的编号及性别鉴定

（一）实验动物的分组与编号

动物实验时，常常按研究需要分组。分组时为了避免人为的因素影响常应用随机数字表进行完全随机化的分组。如某实验需随机分成两组，设有小鼠 20 号，试用随机数字表将其分成两组。先将小鼠依次编为 1、2、3、……、20 号，然后任意从随机字表的某一行某一数字开始抄录 20 个数。令单数代表 A 组，双数代表 B 组，便可将小鼠分为 A、B 两组。

动物实验中经常要对每一个动物的变化进行观察，需要对实验动物编号标记以便区别。标记方法有多种，以标号清晰、耐久、简便、适用为原则。

1. 化学染色法　白色家兔和小动物可用染料涂抹。该方法使用的颜料一般有 3％～5％苦味酸溶（黄）、2％硝酸银（咖啡色）溶液和 0.5％中性品红（红色）、煤焦油的酒精溶液（黑色）等。标记时用毛笔或棉签蘸取上述溶液，涂于身体特定部位的毛上标号，编号原则为"先左后右、先上后下"。用单一颜色可标记 1～10 号，一般 1 号——左前肢，2 号——左腹部，3 号——左后肢，4 号——鼻尖，5 号——两耳中间，6 号——背正中部，7 号——尾部，8 号——右前肢，9 号——右腹部，10 号——右后肢等。若动物编号超过 10 或更多时，可使用上述两种不同颜色的溶液，即一种颜色作为个位数，另一种颜色作为十位，这种交互使用可编到 99 号（图 4-1）。

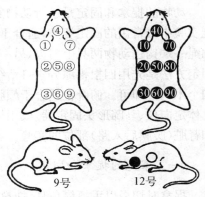

图 4-1　实验动物的编号

2. 耳缘剪口或打孔法　耳缘标记法是在动物耳缘剪出不同的缺口或打出不同的小孔进行编号的方法。此法适用于大鼠、小鼠、豚鼠、家兔等动物的编号。根据标记的部位、标记数的多少可标记 1 号～99 号（图 4-2）。在剪耳缘或打孔后用消毒的滑石粉抹于局部，以利于愈合后辨认。常用于大量饲养动物的终身编号。

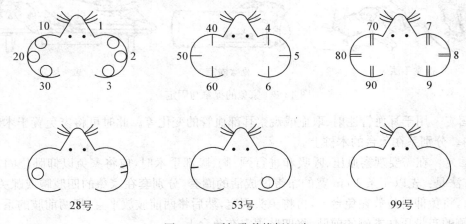

图 4-2　耳打孔剪缘标记法

3. 烙印法　是用烙印钳将编号烙压在大中型实验动物皮毛上进行标记的方法。对较小的动物可用刺数钳在耳上刺上号码，然后用棉签涂抹溶于乙醇的墨汁。

4. 号牌法　猫、犬、家兔等较大的动物，可用特制（金属）的号码牌固定于实验动物的耳上，或系于颈部进行标号。此法的缺点在于挂牌会使动物感到不适,动物的抓挠可导致受伤或号牌丢失。

（二）实验动物的性别鉴别

1. 小鼠和大鼠　性别的鉴别有三个要点：① 雄鼠可见阴囊内睾丸下垂,热天尤为明显;② 雄鼠的尿道口与肛门距离较远,雌鼠则较靠近;③ 成熟雌鼠的腹部可见乳头。

2. 豚鼠　与小鼠和大鼠基本相同。

3. 家兔　雄兔可见阴囊,两侧各有一个睾丸,用拇指和示指按压生殖器部位,雄兔可见阴茎,雌兔的腹部可见乳头。

六　动物的捉拿和固定方法

为了不损害动物的健康,不影响观察指标,防止被动物咬伤,实验人员必须掌握正确地抓取固定实验动物的方法。抓取前应了解动物的一般习性,操作时既要大胆,又要仔细敏捷,不可粗暴,更不能恐吓动物。

动物的捉拿和固定是进行动物实验的基础。固定动物的方法和姿势依实验内容而定。仰卧位是机能实验中最常用的固定姿势,适合于颈部、胸部、腹部和股部的手术及实验。固定方法是使动物仰卧,用棉绳一端钩住动物两只上门齿,另一端稍加牵引系在手术台前端的铁柱或木钩上,以固定头部。四肢的固定方法是先用四根棉绳分别打活结套在动物四肢腕、踝关节近端并稍拉紧,另一端缚于手术台两侧的四个木钩上即可。俯卧位适合于颅脑和脊髓实验,用同样的方法固定四肢,头部可根据实验要求固定于立体定向仪、马蹄形头固定器,或用棉绳钩住上门齿,系缚于手术台前端的木钩上。侧卧位适用于耳蜗和肾脏(腹膜后入路)部位的实验。可顺势将动物固定于手术台。

（一）家兔的捉拿和固定

捉拿时切忌以手抓提兔耳、拖拉四肢或提拿腰背部。正确的方法是用右手抓住其项背部皮毛,轻提动物,再以左手托住其臀部。使兔的体重主要落在左手掌心。家兔的固定,依不同的实验需要,常用兔盒固定或兔台固定(图 4 - 3)。如作兔耳血管注射时,可用兔盒固定;如要做腹部注射、手术及测血压等实验时,需将家兔固定在兔手术台上,兔头可用兔头夹固定。

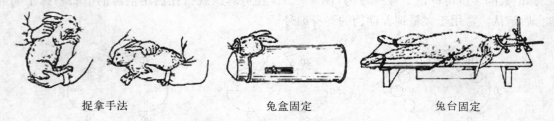

捉拿手法　　　　　　　　兔盒固定　　　　　　　　兔台固定

图 4 - 3　家兔的捉拿与固定

1. 兔盒固定　用于耳血管注射、取血或观察耳部血管的变化等。此时可将家兔置于木制或铁皮制的兔固定盒内。分别系在兔台的木桩上。

2. 兔台固定　在需要观察血压、呼吸和进行颈、胸、腹部手术时,应将家兔以仰卧位固定于兔手术台上。固定方法是：先以 4 条 1 cm 宽的布带做成活的圈套,分别套在家兔的四肢腕或踝关节上方,抽紧布带的长头,将兔仰卧位放在兔台上,再将兔头固定,然后将两前肢放平直,把两前肢的系带从背部交叉穿过,使对侧的布带压住本侧的前肢,将四肢固定在兔台上。

（二）大鼠的捉拿和固定

大鼠牙齿锋利,要提防被其咬伤。若大鼠过于凶猛,可待其安静后,再捉拿或用卵圆钳夹其颈部抓取。从鼠笼内捉拿时右手最好戴防护手套,捉住其尾巴,提出置于实验台上,或其他粗糙面上,以左手拇指和示指、中指抓住两耳后项背部皮肤,将鼠固定在左手掌中,右手进行操作。也可伸开左手之虎口,敏捷地从背部插向腋下,使示指位于左前肢前,拇指、中指位于左前肢之后,一把抓住,右手进行操作(图4-4)。如操作时间较长,可将其固定在大白鼠固定板上。

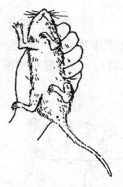
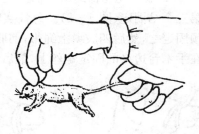

图4-4 大鼠的捉拿　　　　　　　　　　　图4-5 小鼠的捉拿

(三)小鼠的捉拿和固定

小鼠较小,性情温和,但也要提防被其咬伤手指,可先用右手抓住鼠尾提起,置小于鼠笼或实验台上,用左手的拇指和示指抓住小鼠两耳后项背部皮肤,将鼠体置于左手心中,拉直后肢,以无名指及小指按住鼠局部即可(图4-5)。有经验者可直接用左手小指钩起鼠尾,迅速以拇指和示指、中指捏住其耳后项背部皮肤。前一方法简单易学,后一方法稍难,但便于快速捉拿给药。取尾血及静脉注射等操作时间较长,也可固定小白鼠于固定板上。

(四)蛙类的捉拿和固定

蛙类捉拿方法宜用左手将动物背部贴紧手掌固定,以中指、无名指、小指压住其左腹侧和后胶,拇指和示指分别压住左、右前肢,右手进行操作(图4-6)。在捉拿蟾蜍时,注意勿挤压其两侧耳部突起之毒腺,以免毒液射到眼中。

实验如需长时间观察,可破坏其脑脊髓(观察神经系统反应时不应破坏脑脊髓)或麻醉后用大头针固定在蛙板上。

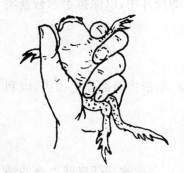
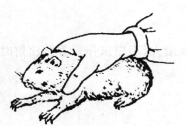
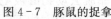
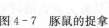

图4-6 蟾蜍的捉拿　　　　　　　　　　　图4-7 豚鼠的捉拿

(五)豚鼠的捉拿和固定

豚鼠性情温顺,不咬人,捉拿时以拇指和中指从其背部绕到腋下抓住豚鼠,另一只手托住其臀部。体重小者可用一只手捉拿,体重大者捉拿时宜用双手抓取(图4-7)。不可过分用力抓捏豚鼠的腰腹部,否则容易造成肝破裂、脾淤血而引起死亡。固定方法与大鼠相同。

（六）犬的捉拿和固定

犬易激怒,可在实验前与动物熟悉,使其配合实验。也可按下法捕捉。

1. 上犬钳　两手分别握住钳两柄,打开钳,夹住犬颈部,固定犬头。

2. 捆绑犬嘴与四肢　先将棉绳由下而上绕犬嘴在嘴上方打第一个结,再绕到嘴下方打第二个结,最后绕颈后打第三个结固定(图4-8)。急性实验时,将麻醉的犬置于手术台上,先将头部用犬头夹或用棉绳将其后颈固定之,然后四肢缚上绳带,前肢的两条绳带在犬的背后交叉,将对侧前肢压在绳下面,再将绳带缚紧在手术台边缘的固定螺丝上,最后作双下肢固定。

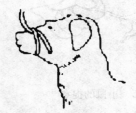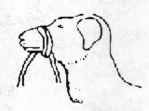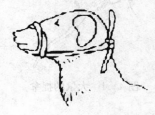

图4-8　犬嘴捆绑法

七　动物被毛的去除方法

动物的被毛常能影响实验操作和结果的观察,因此,实验中常需去除或剪短动物的被毛。除毛的方法有剪毛、拔毛和脱毛3种。

（一）剪毛

固定动物后,用粗剪刀剪去所需部位的被毛。剪毛时需注意以下几点。

(1) 将剪刀贴紧皮肤,不可用手提起被毛,以免剪破皮肤。

(2) 依次剪毛,不要乱剪。

(3) 剪毛宜用弯头剪毛剪或家庭用粗剪刀,不能用组织剪,更不能用眼科剪。剪毛部位及范围由拟定皮肤切口部位和大小而定,应大于皮肤切口。为避免剪伤皮肤,术者可用左手拇和示指绷紧皮肤,右手持剪刀平贴皮肤,逆着毛的方向剪毛,并随时将剪下的被毛放入盛有水的烧杯中,以保持手术台及实验室的整洁。剪毛后湿纱布擦拭局部,以清除剪落的被毛。

（二）拔毛

兔耳缘静脉注射或取血以及给大、小白鼠作尾静脉注射时,需用拇指、示指将局部被毛拔去,以利操作。

（三）脱毛

脱毛系指用化学药品脱去动物的被毛,适用于无菌手术野的准备以及观察动物局部皮肤血液的循环和病理变化。常用脱毛剂的配方如下。

(1) 硫化钠3g,肥皂粉1g,淀粉7g,加水适量调成糊状。

(2) 硫化钠8g,淀粉7g,糖4g,甘油5g,硼砂1g,加水75ml。

(3) 硫化钠8g,溶于100ml水中。

(4) 硫化钠10g,生石灰15g,溶于100ml水中。

前三种配方适用于家兔、大白鼠、小白鼠等小动物的脱毛。第四种配方适用于犬等大动物的脱毛。

使用以上各种脱毛剂,都应事先剪短被毛,以节省脱毛剂,并减少对皮肤的刺激反应。应用时用棉球蘸上脱毛剂,在所需局部涂一薄层,2～3 min 后,用温水洗去脱落的被毛,以纱布擦干局部,涂一层油脂即可。

第二节　实验动物的麻醉方法

在急性或慢性实验开始手术前,必须将动物麻醉。麻醉的目的是使动物在实验过程中,减少疼痛,保证实验的顺利进行。再者,可以避免疼痛或动物骚动等因素对实验结果的干扰。理想的麻醉状态是:呼吸深而平稳,角膜反射和运动反应消失,肌肉松弛。由于不同种属动物对不同麻醉药的敏感性不同,各种麻醉药的作用原理不尽相同,对动物生理功能的影响以及麻醉时间也不一样。因此,为保证实验的顺利进行和获得正确结果,需选择最适合的麻醉药。理想的麻醉药应该具备以下三个条件:第一,麻醉完善,使动物完全无痛,麻醉时间大体上满足实验要求。第二,对动物的毒性及所研究器官的功能影响最小。第三,应用方便。麻醉剂和麻醉方法的选择,要根据实验的目的、动物的种类、体重和实验时间的长短来选择。

一　麻醉剂

(一)局部麻醉剂

局部麻醉剂是指能阻断神经传导功能,使局部或相应神经支配区域产生暂时性、可逆性感觉丧失的药物。此类药物的特点是动物保持清醒,对重要器官功能干扰轻微,安全,并发症少。适用于大中型动物各种短时间内完成的实验。按药物作用特点不同可分别适用于表面麻醉、局部浸润麻醉、神经阻滞麻醉和椎管内麻醉等,动物实验中使用最多的是浸润麻醉。常用的局部麻醉剂是普鲁卡因。

在施行局部浸润麻醉时,先把动物抓取固定好,在操作区局部皮肤用 0.5%～1% 普鲁卡因作皮内注射,形成皮丘,然后从皮丘进针,向皮内皮下分层注射,直至要求麻醉区域的皮肤都被浸润为止。每次注药前,应先回抽注射器,确认无回血时,方能注射,以防药物误入血管引起中毒反应。

(二)全身麻醉剂

全身麻醉剂指能可逆性地引起不同程度的意识和感觉消失、自主反射被抑制的药物。此类药物具有麻醉深度易于控制、安全范围大等特点。全身麻醉剂通常分为挥发性麻醉剂和非挥发性麻醉剂两类。

1. 挥发性麻醉剂　常用的挥发性麻醉剂是乙醚。乙醚吸入麻醉法适用于各种动物,麻醉量和致死量差距较大,安全度高,且麻醉深度容易控制。撤药后易于苏醒。其缺点是对呼吸道刺激作用较大,可引起上呼吸道分泌增多,反射性地影响呼吸和心血管活动,麻醉过深时容易引起窒息。对呼吸道刺激作用可用阿托品皮下或肌内注射预防。

2. 非挥发性麻醉剂　主要包括硫喷妥钠、戊巴比妥钠、苯巴比妥钠等巴比妥类药物及水合氯醛、氨基甲酸乙酯(乌拉坦)等。其给药途径为注射给药法,主要有静脉、腹腔、肌内、淋巴囊和皮下注射。这类麻醉剂的优点是一次给药可维持较长时间,麻醉平稳,使用方便。缺点是苏醒较慢,例如,常规剂量的戊巴比妥钠麻醉后需要几个小时才能苏醒。

二　给药方法的选择

较大的动物可用麻醉口罩滴药法,如麻醉犬,先将犬嘴绑好,选好合适的麻醉口罩,内衬纱布,滴入乙醚。小动物,如大鼠、小鼠可将其放入装有乙醚棉球的广口瓶或干燥器内,处于麻醉状态后取出即可操作。如实验过程较长,可在其鼻部放棉花或纱布,不时滴加乙醚维持。麻醉深度一般多以角膜反射、呼吸的频率和深度、四肢及腹壁肌肉的紧张度为指标。当动物安静、呼吸平稳、血压正常、腹壁肌肉松弛、角膜反射迟钝、无缺氧表现,即可进行操作。在给药过程中,如发现动物角膜反射消失、瞳孔突然散大,应立即停止麻醉。

大鼠、小鼠、豚鼠常用腹腔给药。家兔、犬多用静脉给药,鸟类常用肌内注射,蛙或蟾蜍常用淋巴囊注射。常用麻醉药物剂量和用法见表 4 - 3。

表 4 - 3　常用麻醉药物的剂量和用法

麻醉药	动　物	给药途径	给药剂量 (mg/kg)	配制浓度 (%)	给药量 (ml/kg)	维 持 时 间
戊巴比妥钠	犬、猫、鼠	静脉 腹腔 皮下	30 40~50	3 3	1.0 1.4~1.7	2~4 h,中途加 1/5 量可维持 1 h 以上,麻醉力强,易抑制,呼吸变慢
	豚鼠	腹腔	40~50	2	2.0~2.5	
	大、小鼠	腹腔	45	2	2.5	
乌拉坦	犬、猫、兔	静脉、腹腔 直肠	750~1 000 1 500	30 30	2.5~3.3 5.0	2~4 h,应用安全毒性小,更适用于小型动物麻醉
	豚鼠 大、小鼠	肌肉	1 350	20	7.0	
	蛙类	皮下、淋巴	2 000 100~600 mg/只	20	1~3 ml/只	
硫喷妥钠	犬、猫、兔	静脉、腹腔	25~50	2	1.3~2.5	15~30 min,麻醉力强,注射宜慢,维持剂量酌情掌握
	大鼠	静脉、腹腔	50	1	5.0~10.0	
巴比妥钠	犬	静脉	225	20	1.12	4~6 h,麻醉诱导期长,深度不易控制
	猫	腹腔 口服	200 400	5 10	4.0 4.0	
	兔	腹腔	200	5	4.0	
	鼠类	皮下	200	2	10.0	
苯巴比妥钠	犬、猫	腹腔 静脉	80~100	3.5	2.2~3.3	同巴比妥钠
	兔	腹腔	150~200	3.5	4.3~6.0	

三　麻醉深度的判断

麻醉深度的判断主要综合观察以下 4 项指标。

(一) 呼吸

动物呼吸加快或不规则,说明麻醉过浅。若呼吸由不规则转变为规则且平稳,表明已达到合适的麻醉深度。若动物呼吸明显变慢且以腹式呼吸为主,说明麻醉过深。

(二) 反射活动

主要观察角膜反射或睫毛反射。若动物的角膜反射仍然灵敏,说明麻醉过浅;若角膜反射迟钝,表明麻醉程度合适;角膜反射消失伴瞳孔散大,提示麻醉过深。

（三）肌肉张力

动物肌张力亢进，一般说明麻醉过浅；全身肌肉松弛，表示麻醉合适。

（四）皮肤夹捏反应

麻醉过程中可随时用止血钳或有齿镊子夹捏动物皮肤。若反应仍然灵敏，说明麻醉过浅；反应消失，表示麻醉程度合适。

四　使用麻醉药时的注意事项

（1）要根据动物的品种、健康状况、实验内容等决定选用麻醉药的种类和剂量。

（2）静脉注射麻醉药物时，开始 1/2 量给药的速度可以稍快，以快速度过兴奋期，后 1/2 量要慢，麻醉给药时间至少需要 5 min。边注射边观察，达到麻醉深度要立即停止给药。如果首次剂量给完后，20 min 内达不到满意的麻醉效果，可再缓慢给予 1/4 的首次剂量，直到效果满意。实验延长过程中，若麻醉深度变浅，可按上法追加剂量。

（3）在整个实验过程中，必须密切注意动物的状况，随时观察动物麻醉深度的 4 项指标。当夹捏皮肤的反应消失，头颈及四肢肌肉松弛，呼吸深慢，角膜反射迟钝或消失，即应停止麻醉，可进行手术。

（4）麻醉过浅或实验过程中动物逐渐醒来，出现挣扎、呼吸急促及鸣叫等反应时，应补注麻醉药。

（5）麻醉期间注意保温：在空调环境下，室温仍远低于动物体温，动物在麻醉状态下的体温调节机能往往受到抑制，体温容易下降，影响实验结果。一方面要采取适当保温措施，最简单的方法是用手术灯红外照射，照射温度一般不能超过动物体温，最好保持在 25～30℃。但要注意不宜接近手术切口，防止手术切口干燥和脱水。无论用何种保温方法都应用肛表监测肛温。常用实验动物的肛温参考值为：大鼠 39.3±0.5℃，兔 38.4±1.0℃，猫 38.6±1.0℃。

五　实验动物的急救措施

在实验过程中因麻醉过量、大失血、过强的创伤、窒息等各种原因，导致动物循环系统或呼吸系统机能异常，严重时可出现心脏停搏或呼吸停止。

心脏停搏或呼吸停止时，一般不主张对动物进行抢救，这是因为不论是循环系统还是呼吸系统的机能异常均可影响其他系统的机能，即使经过抢救后呼吸、心跳恢复，动物的整体机能也可能处于不稳定状态，结果也未必可靠。但当循环系统或呼吸系统机能轻度异常，或严重的呼吸、心跳异常但经过抢救后动物的机能状态对实验影响不大时，应当积极采取有效措施进行抢救。

（一）呼吸停止

1. 大鼠

（1）人工呼吸：动物背卧位，如果动物处于固定状态，应当解除固定，用拇指和示指夹住胸部左右两侧，两指心交替夹捏和放松，频率约 50 次/min。每 1 min 暂停，观察动物自主呼吸是否恢复，一旦恢复即可停止人工呼吸，腹腔注射温热葡萄糖溶液。

（2）人工呼吸机：行气管分离插管后，再连接人工呼吸器进行人工呼吸。频率 50 次/min，每次 8 ml/kg［即 400 ml/(kg·min)］。一旦自主呼吸恢复即可停止人工呼吸。

2. 兔、猫、犬

（1）可采用双手压迫动物胸廓进行人工呼吸：采用人工呼吸机时，可行气管分离插管后，再连接人工呼吸机，兔和猫为 30 次/min，每次 10 ml/kg［即 300 ml/(kg·min)］；犬为 20 次/min，每次 100 ml/kg［即

$2\,000\ ml/(kg \cdot min)$]。一旦自动呼吸恢复,即可停止人工呼吸。当动物呼吸停止而心搏极弱或刚停止时,可用 $5\%CO_2$ 和 $60\%O_2$ 的混合气体进行人工呼吸,效果更好。

(2) 必要时可给予呼吸兴奋剂

1) 尼可刹米:$0.25\ g/$次,直接兴奋呼吸中枢。

2) 山莨菪碱:$5\ mg/$次(1%浓度 $0.5\ ml$),刺激颈动脉体的化学感受器和轻微的直接兴奋呼吸中枢,血压亦同时升高。

3) 戊四氮:静脉注射,$0.1\ g/$次,兴奋呼吸和心血管中枢。

4) 美解眠:静脉注射,$50\ mg/$次,对抗巴比妥类或水合氯醛中毒。

(3) 针刺:例如可针刺家兔的人中穴。

(二) 心脏停搏

1. 大鼠　心脏按摩:用指心在心脏区有节奏地快速敲击胸壁。可同时注射强心剂。

2. 兔、猫、犬

(1) 心脏按摩:用掌心在心脏区有节奏地快速敲击胸壁。

(2) 注射强心剂

1) 肾上腺素:用于窦缓、室颤。氟烷麻醉中毒时禁用。方法:静脉、心内或气管内注射,每次 $0.5 \sim 1\ mg$(0.1%浓度 $1\ ml$)。

2) 氯化钙:用于注射肾上腺素后,心跳已恢复但极为无力时。方法:静脉或心内注射,1%氯化钙 $5\ ml$。

(3) 纠正代谢性酸中毒:碳酸氢钠:静脉注射 5%碳酸氢钠液 $1 \sim 2\ mg/kg$,用于纠正代谢性酸中毒。

(4) 动脉快速注射高渗葡萄糖液:通过刺激血管壁内感受器反射性地改善血压和呼吸。方法:经动脉逆血流加压、快速、冲击式注入 40%葡萄糖溶液。注射量根据动物而定,可按 $2 \sim 3\ ml/kg$ 体重计算。

(5) 动脉快速输入右旋糖酐:用于失血性休克或死亡数分钟后(微循环通畅,未出现血液凝固的情况)。方法:将血压计连接至输液装置,后者连接至动脉插管或粗针头,通过血压计加压($180 \sim 200\ mmHg$)使低分子右旋糖酐快速进入动脉。

(三) 大出血

大出血是动物实验中另一紧急情况。手术过程中发生大出血多是由于手术操作不当,误将附近大血管损伤或血管分离时撕裂大血管。手术后实验过程中大出血多半由于血管插管滑脱、血管插管过尖刺破血管壁引起,也可由于手术过程中止血不彻底,动物全身肝素化后引起再次出血。

实验动物大出血的预防是最重要的,其次才是尽快止血。因为如果动物出血过多,可使实验结果不准确,甚至不能再进行实验。防止手术大出血的方法是手术前一定熟悉手术部位的解剖结构,以防误伤大血管,分离血管时要仔细、耐心,分离血管遇阻力时应仔细检查有无血管分支,特别是手术野背侧的分离。分离伴行的动、静脉(如股动、静脉,肾动、静脉)时,最好用顶端圆滑的玻璃分针分离。

颈部手术时,大出血最常见的原因是误伤颈根部位颈总动脉和颈总静脉。防止方法是强调在暴露气管前皮肤切开、分离皮下筋膜和肌肉均应在正中线操作,具体做法是先让皮肤、皮下筋膜处于自然位置(即不受任何牵拉时的位置),找出正中线,然后切开、分离,因为颈部大血管均位于正中线两侧,且愈近颈根部,越往中线靠近。大出血发生后的处理方法是赶快用纱布压迫出血部位,并因此吸去创面血液,然后去除纱布,看清出血部位,用止血钳夹住出血血管及周围少量组织,然后用丝线结扎出血点。

颈部大出血的第二位原因是颈总动脉插管结扎不紧漏血、插管滑脱和插管刺破血管壁出血,处理方法是重新结扎,或止血后重新插管。颈部手术大出血时,出血迅速,但止血也相对容易,止血后一般仍能进行动物实验,故处理时不要惊慌,不要盲目用止血钳乱夹,应按照操作规程止血、处理。

股动脉、股静脉手术大出血大部分是由于分离股动脉时未注意分支或操作粗暴引起股动脉撕裂和分支断裂引起,少部分是由于股静脉撕裂引起。出血发生后的处理应据情而定,如股动、静脉出血发生在较远端,可将出血部位暂时压迫止血,继续向近心端分离一端血管,然后按前述方法插入血管插管,让原出血点位于远端结扎线与血管插管之间,自然可达到止血目的,又不影响实验。如出血发生在近心端,插管已不可能,宜用止血钳夹住出血部位,结扎止血后,再于对侧肢体分离血管。其余部位出血的处理与上述操作大致相似。

第三节 实验动物的给药途径

在动物实验中,为了观察药物对机体功能、代谢及形态的影响,常需将药物注入动物体内。不同的给药途径和方法对药物效果观察具有重要影响,要根据实验目的、实验动物种类和药物剂型等情况确定。

一 经口给药法

(一)灌胃法

1. 灌胃量

表 4-4 不同动物灌胃量

	常用量(ml)	一次能耐受的最大量(ml)		常用量(ml)	一次能耐受的最大量(ml)
小鼠	0.2~11	0.5~1.0	家兔	按需要	80~150
大鼠	1~4	4~7	犬	按需要	200~500
豚鼠	1~5	4~7			

2. 注射器 用于小鼠灌胃时可用 1~2 ml 注射器,用于大鼠灌胃时可用 5~8 ml 注射器。

3. 灌胃针或灌胃管 用于大鼠的灌胃针(管)长 6~8 cm,直径 1~2 mm。用于小鼠的灌胃针(管)长 4~5 cm,直径 1 mm 左右(图 4-9)。将注射针头(或小号腰穿针)的尖端斜面剪去并磨平,在该处周边用焊锡焊成圆头,注意勿堵塞针口。或用特制的塑料毛细管作为灌胃管。根据动物牙齿到胃腔的距离(约为口角沿体壁至最后一肋骨的长度,小鼠 3~4 cm,大鼠或豚鼠 4~6 cm),在灌胃针(管)上用胶布粘贴作标记,插管时可据此判断是否到达胃腔。

4. 灌胃方法(图 4-10)

(1)左手固定动物,右手持注射器(接灌胃针),吸入药液。

(2)右手将灌胃针(管)从动物口角插入动物口腔内,再将动物固定成头上尾下的竖直体位。

(3)右手将灌胃针向动物脑部方向移动,通过灌胃针(管)的作用迫使动物头部后仰,使口腔与食道成一条直线。

(4)沿咽上腭壁轻轻插向食道,此时如动物挣扎,可能系误入气管所致,应将灌胃针(管)稍后退,再调整方向后尝试进入。

(5)插入食道后如插入阻力较小,可继续插入,若阻力较大或动物挣扎时,应立即停止进针或将针(管)拔出后再重新插入,以免损伤或穿破食道。

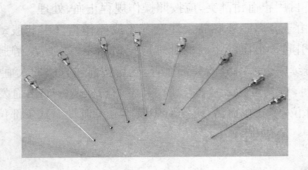

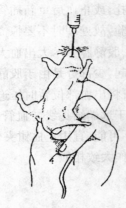

图 4-9　大、小鼠灌胃针　　　　　　　　　　图 4-10　小鼠灌胃法

（6）当灌胃针（管）接近膈肌时（20 g 的小鼠相当于灌胃管的一半左右）可能稍有抵抗感。当灌胃针（管）的标记到达动物牙齿时，将注射器的内栓轻轻回抽一次，证实没有空气逆流后可将药液注入。

（二）口服法

口服法是把药物混入饲料或溶于饮水中让动物自由摄取。此法优点是简便，缺点是剂量不能保证准确，且动物个体间服药量差异较大，适用于对某些与食物相关的人类疾病动物模型。大动物在给予片剂、丸剂、胶囊剂时，用勺子或手指送到舌根部，迅速关闭口腔，将头部稍稍抬高，使其自然吞咽。

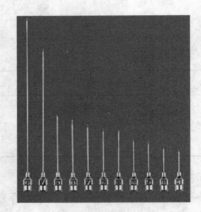

图 4-11　不同型号的注射针头

二　注射给药法

注射给药剂量准确、作用快，是动物实验中常用的给药方法，给药时应注意针头的选择（鼠类：4～5 号，兔、猫、犬、猪、猴：6～8 号。图 4-11）。

（1）皮下注射

皮下注射一般选取皮下组织疏松的部位，大鼠、小鼠和豚鼠可在颈后肩胛间、腹部两侧作皮下注射；家兔可在背部或耳根部作皮下注射；猫、犬则在大腿外侧作皮下注射。

皮下注射时用左手拇指和示指轻轻提起动物皮肤，右手持注射器，使针头水平刺入皮下，若针头容易摆动，证明针头已在皮下，推送药液使注射部位隆起。拔针时，以手指轻按针孔片刻，可防止药液外漏。

（二）皮内注射

将注射部位脱毛、消毒，用左手拇指和示指压住皮肤并使之绷紧，在两指之间，用皮试针头紧贴皮肤表层刺入皮内，然后向上挑起并再稍刺入，即可缓慢注射。皮肤表面出现白色橘皮样隆起，并可维持一定时间，则证明药液确实注射在皮内。

（三）肌内注射

肌内注射一般选肌肉发达，无大血管通过的部位。大鼠、小鼠、豚鼠可注射大腿外侧肌肉；家兔可在腰椎旁的肌肉、臀部或股部肌内注射；犬、猴等大型动物选臂部注射。注射前应检查肌肉的厚度，以便控制注射深度。注射时针头宜垂直迅速刺入肌肉，回抽注射器针栓如无回血现象，即可注射。

（四）腹腔注射

给大鼠、小鼠进行腹腔注射时，以左手固定动物，使腹部向上，为避免伤及内脏，应尽量使动物头处于低位，使内脏移向上腹，右手持注射器从下腹两侧向头方刺入皮下，针尖稍向前进针 3～5 mm，再将注射器沿 45°角斜向穿过腹肌进入腹腔，此时有落空感，回抽无回血、尿、肠液，即可注入药液（图 4-12）。注意：针头不要刺入过深，进针部位不要太靠上腹部，以免穿透和刺破内脏。兔、犬等动物腹腔注射时，可由助手固定动物，使其腹部朝上，实验者即可进行操作。进针位置：家兔下腹部近腹中线左右两侧 1 cm 处，犬脐后腹中线两侧 1～2 cm 处进行腹腔注射。

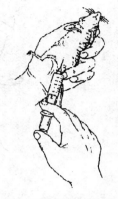

图 4-12　鼠腹腔注射法

（五）静脉注射

1. 小鼠和大鼠　常采用尾静脉注射（图 4-13）。注射时，先将动物固定在暴露尾部的固定器内，尾部用 45～50℃ 的温水浸润几分钟或用 75% 酒精棉球反复擦拭使血管扩张，并使表皮角质软化。以左手拇指和示指捏住鼠尾两侧，用中指从下面托起鼠尾，右手持注射器（或头皮针），使针头以与尾部平行的角度进针，从尾末端处刺入，注入药液。若推注时有阻力，且局部变白表明针头没有刺入血管，应拔针后重新穿刺。穿刺血管宜从鼠尾末端开始，失败后可向近心断移动再次穿刺。注射后把尾部向注射侧弯曲，或拔针后随即以干棉球按住注射部位以止血。

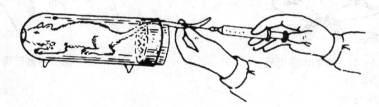

图 4-13　尾静脉注射法

2. 豚鼠　可采用前肢皮下小静脉、后肢小隐静脉注射或耳缘静脉注射。

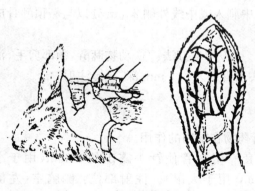

图 4-14　兔耳缘静脉注射

3. 家兔　一般采用耳缘静脉注射（图 4-14），此部位静脉表浅易固定。注射时先将家兔用固定盒固定，拔去注射部位的毛，用酒精棉球涂擦耳缘静脉，并用手指弹动或轻轻揉擦兔耳，使静脉充血，然后用左手示指和中指压住耳根端，拇指和小指夹住耳边缘部，以环指放在耳下作垫，右手持注射器尽量从静脉远端刺入血管，移动拇指和环指固定针头，放开示指和中指，注入药液。注射后，用纱布或脱脂棉压迫止血。

4. 犬　常采用前肢内侧皮下小静脉或后肢外侧小隐静脉注射（图 4-15、图 4-16）。注射部位除毛消毒后，在静脉血管的近心端用橡皮带扎紧（或用手握紧）使血管充盈，从静脉的远心端将注射针头平行血管刺入，回抽针栓，如有回血，放松对静脉近端的压迫，将药液缓缓注入。

5. 蟾蜍淋巴囊注射　蟾蜍皮下有数个淋巴囊（图 4-17），注入药物容易吸收。由于蟾蜍皮肤很薄又缺乏弹性，注射后药物易从针孔溢出，常采用颌下淋巴囊注射法：取蟾蜍一只，一手抓住蟾蜍身体，固定四肢，使腹部朝上；另一手持 4～7 号针头将针头插入口腔，通过下颌肌肉而刺入（图 4-18）。注射药液后拔出针头，下颌肌肉收缩使针孔闭合，可避免药液漏出。

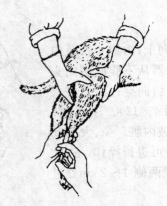

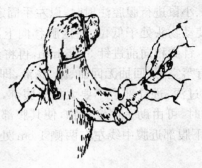

图 4-15　犬后肢小隐静脉注射　　　　　　　　图 4-16　犬前肢内侧皮下小静脉注射

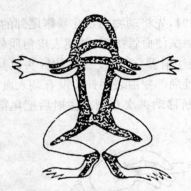

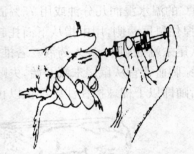

图 4-17　蟾蜍内淋巴囊　　　　　　　　　　图 4-18　蟾蜍内淋巴囊注射

（六）脑组织直接注射

1. 小鼠和大鼠脑组织内注射　注射针：小鼠用 5 号针头，大鼠用 6 号针头。套一段塑料管或缠绕一些橡皮（注射时起阻挡作用）使针头露出 2 mm。注射量：20～30 μl。方法：① 左手拇指和示指抓住头部固定，右手消毒动物额部。② 右手持注射器，在额部正中刺入或中线外侧 2 mm 处以与额顶颅骨成 45°角缓慢注射。

2. 兔脑组织内给药　注射针：7 号针头。注射量：200～300 μl。方法：① 动物麻醉，额部剪毛、消毒。额部切开一段长约 2 mm 的切口，颅骨打孔。② 将针头垂直刺入约 5 mm 深，缓慢注射。

（七）侧脑室注射

此法常用于中枢神经系统的机能调节、药物筛选和分析药物在脑内的作用。

注射针和注射器：0.25 ml 注射器，26 号皮肤针上套一塑料管使针头露出约 2 mm（用于小鼠）；或用玻璃微量进样器套一塑料管使针头露出约 4 mm（用于大鼠）。注射部位：侧脑室（左侧或右侧）。

1. 小鼠侧脑室注射　体重 20～25 g，固定后额部，去毛后切开皮肤，暴露颅骨，在两耳基部的前沿联线上距顶部正中线两侧 2 mm 处，垂直刺入，深度 2 mm，注射 0.01～0.05 ml 药液。

2. 大鼠侧脑室注射

（1）Nobel 法：体重 250 g 左右，麻醉后仰卧位固定于手术台上，头顶去毛、正中纵向切开、刮除肌肉，用含有过氧化氢溶液的棉签涂抹以进一步暴露颅骨表面，在前囟（bregma）后 1.5～2 mm，旁开正中线 2 mm 处颅骨钻孔，将一根外径 0.8 mm、内径 0.5 mm 的不锈钢导管由此孔垂直插入 3.5～4.0 mm。见有脑脊液从导管自发流出后，将导管用 502 胶固定在颅骨上，以备脑室给药用。注射时注射针头沿导管内垂直插入深 4 mm（不包括斜面长度 1 mm），注射给药。注射速度要慢，避免引起颅内压急骤升高。为了检查注射的部位，可在注射后以同样操作注射 0.05 ml 稀释度为 1∶10 的墨汁或亚甲蓝，或注入 5％溴酚蓝溶液 3 μl，以确定导管是否进入脑室。

（2）脑立体定位法：不同动物的脑立体定位原理和操作基本相似，这里以大鼠脑立体定位为例介绍脑立体定位方法。

由于大鼠的头型变异较小，脑定位准确，体重在 150～350 g 之间的动物均可用于定向实验，但在同一组实验中最好选用体重相近者。

规定固定点多以两外耳道中心点连线及上门齿根部为准。水平面坐标的方法在不同的图谱中有所不同。一般以上门齿槽上缘比耳杆高 5 mm，这时通过门齿槽上缘所作的与定向器主框平行的平面即为 0 水平面（H0）。与此垂直通过头骨矢状缝的平面为矢状 0 平面（L0）。通过两外耳道连线与上述两平面垂直的平面为冠状标准平面（A0）。

1）动物常规麻醉。

2）立体定位仪安装：先在定位仪上安装但不固定耳杆（耳杆有刻度的一面向上），再安装但不固定属上颌固定器的门齿板。

3）固定鼠头

A. 将动物纵向、俯位置于定位仪中央。

B. 耳杆固定外耳道

a. 一只手用拇指和示指在动物的面部两侧捏起头部，在另一只手的配合下将对侧耳杆插入外耳道，固定该耳杆，接着用同样方法将近侧耳杆插入近侧外耳道，当耳杆尖进入外耳道（在穿破耳膜时有声音）时固定该耳杆。

b. 耳杆插入成功的标志是：两耳贴近耳杆，两耳杆正对并在同一水平，鼠头没有偏斜或松动。

4）固定上颌

A. 将上门齿塞进门齿板槽内，使门齿根部紧靠槽的上缘。拉紧门齿板后旋紧固定螺丝。

B. 旋紧眼眶固定杆，使头的嘴端不能移动。至此，水平面坐标已被固定。

5）头颅手术：矢状位正中线切开头颅顶部皮肤，刮除皮下组织，暴露颅骨，辨识前囟。

6）前囟坐标定位

A. 安装电极移动架（由三个移动梁组成）后，再在垂直梁的电极固定板上安装、固定假电极。假电极必须用硬针制成（可用尖端磨平的针灸针替代）。

B. 前后、左右、垂直三方向移动电极移动梁，直至假电极针尖刚好到达前囟表面，记录此时前囟的前后、左右坐标值。

7）颅骨钻孔

A. 在图谱上查到所需定位的目的核团的前后、左右二维坐标值，并与前囟二维坐标值相加减，由此得到电极移动梁上的数值。

B. 分别调节前后、左右方向的移动梁，使移动梁到达上述数值，接着调节垂直方向的移动梁，使假电极针尖接近颅骨表面。

C. 在针尖下方的颅骨表面做记号，上调垂直方向的电极移动梁，在记号处用牙科钻在颅骨表面钻孔。

8）目标定位

A. 取下假电极，安装并固定电极或微量注射器。

B. 移动三个移动架，直到电极或注射针尖刚好到达前囟表面，复核前囟前后、左右的坐标值，并读出垂直方向的坐标值，并计算应当到达的数值。

C. 调节垂直方向的移动梁到达上述数值，针尖即到达目的核团。

9）损毁、刺激、注射或埋针。

第四节　生物样本的采集

实验研究中，经常要采集实验动物的体液，进行常规检查或某些特定指标的生物化学分析。因此，掌握正确的采集样本的技术十分必要。

一　采血

（一）采血方法的选择

主要取决于实验所需血量、处理类型和动物的种类。凡用血量较少红、白细胞计数，血红蛋白的测定，血液涂片以及酶活性微量分析法等，可刺破组织取毛细血管的血。当需血量较多时可作动、静脉采血。有些实验对血液类型有一定要求，例如，研究肺功能、血液酸碱平衡、水盐代谢紊乱，需要比较动、动脉血的 PO_2、PCO_2、血液 pH 以及 K^+、Na^+、Cl^- 浓度，此时需要对动、静脉血分别采集。

（二）采血量

采血量取决于实验要求、采血部位和动物种类（表 4-5）。常用实验动物的最大安全采血量与最小致死采用血量见表 4-6。

表 4-5　不同动物采血部位与采血量的关系

不同动物采血量（相对）	动　物	采血部位
取少量血	大鼠、小鼠	尾静脉、眼底静脉丛
	兔	耳静脉、眼底静脉丛、舌下静脉
	犬、猫	耳静脉
	青蛙、蟾蜍	腹壁静脉
取中量血	豚鼠、大鼠、小鼠	断头、心脏
	兔	耳中央动脉、颈静脉
	犬、猫	小隐静脉、皮下头静脉
取大量血	大鼠、小鼠	摘眼球
	犬、猫、兔	股动脉、颈动脉、心脏

表 4-6　最大安全采血量与最小致死采血量（ml）

动物品种	最大安全采血量（ml）	最小致死采血量（ml）
小鼠	0.2	0.3
大鼠	1	
豚鼠	5	10
兔	10	40

（三）采血时的注意事项

（1）环境：照明度高，室温不低于 20℃。室温过低时动物血管收缩导致采血难度加大，此时将照明灯移近动物，既可取暖又可增加照明。

（2）采血用具和采用部位消毒处理。

（3）采血用的注射器和试管必须保持清洁干燥。

（4）若需全血抗凝，在注射器或试管内需预先加入抗凝剂，也可在采血前对实验动物体内使用抗凝剂。实验动物体内抗凝剂的使用可防止血管内置物如导管、插管等由于血液凝固而堵塞,也可使采血时获得较多的血液量。常用抗凝剂浓度及用法见表4-7。

表4-7 常用抗凝剂浓度及用法

抗 凝 剂	鼠	兔	说 明
枸橼酸钠	6%	6%	碱性强,影响心脏
肝素	2.5~3 mg/250 g	10 mg/kg	1 mg~100 U
硫酸钠或硫酸镁	20%	20%	Mg⁺有中枢抑制作用
枸橼酸钠+硫酸钠	3%+15%		用于较小动物
枸橼酸钠+硫酸钠+葡萄糖	5.6%+0.5%+2.9%		简称ACD抗凝剂,用于各类动物

(四) 小鼠和大鼠采血法

1. 剪尾采血　方便、快速和反复取血。小鼠每次约0.1 ml,大鼠0.3~0.5 ml。但收集的血液有一定程度的污染,且为动静脉混合血。适用于用血量不多或采血次数较少时(每鼠一般可采血10余次)。

(1) 将动物置于固定筒内,调节鼠筒长度使鼠尾露出,固定筒盖。

(2) 尾部剪毛,酒精反复擦拭或温水(45℃左右)浸泡数分钟,使尾部血管充盈。

(3) 擦干鼠尾,剪去尾尖,向尾尖方向轻轻下抹,使血液滴入0.5 ml或1.5 ml离心管内。剪去尾尖的长度越长,取血越困难。第一次取血时剪尾长度:小鼠1~2 mm,大鼠3~5 mm,之后取血时剪去长度为1 mm。

(4) 采血结束后消毒伤口并压迫止血。

2. 鼠尾刺血法　方便、快速,但取血量少。一次可采集0.1~0.5 ml,用血量不多时,可采用本法。

(1) 将动物置于固定筒内,调节鼠筒长度使鼠尾露出,固定筒盖。

(2) 将鼠尾用温水强力擦拭,再用酒精消毒。

(3) 辨认走行于鼠尾两侧皮下的鼠尾静脉。

(4) 用7号或8号注射针头刺入鼠尾一侧静脉,再拔出针头,可见血液滴出。

3. 鼠尾静脉穿刺采血　取血量较前两种方法多,为0.5~1.0 ml。血液几乎不受污染。但操作较困难。如果需要长期反复取血,第一次应尽可能从鼠尾末端开始穿刺,以后移向鼠尾近心端穿刺。

4. 眶静脉丛(窦)采血　可在短期内左右两眼轮换重复采血,可采血量:小鼠每次0.2~0.3 ml,200 g大鼠每次0.5~1.0 ml。血液几乎不受污染。适用于慢性实验中的血液取样。采血部位:大鼠为眶静脉丛(图4-20),小鼠为眶静脉窦。

采血器:将内径为0.5~1.0 mm的毛细管敲断成3~4 cm的长度(图4-19),或接1 ml注射器的7号针头。

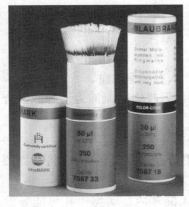

图4-19 玻璃毛细管

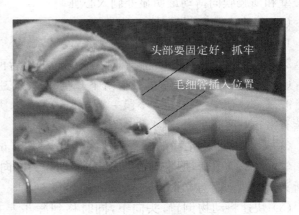

图4-20 大鼠眼球后静脉丛采血法

（1）动物进行乙醚麻醉。

（2）左手拇指和示指从背侧握住动物颈部（两指轻轻压迫颈部两侧），使眶后静脉丛充血和眼球外凸。用力过大可引起动物窒息。

（3）右手持采血器，在眼内角处的眼睑和眼球之间，与鼠面成45°夹角，向喉头方向刺入。

（4）刺入深度为：小鼠2～3 mm，大鼠4～5 mm。

如用毛细管时，可见血液通过毛细管涌出，此时将鼠头向下倾斜使毛细管保持或略低于水平位，如血液流出不畅，可捻转同时稍后退毛细管。如用针头，到达该深度后要旋转针头使其斜面面向眼球后界抽取血液。如果在刺入一定深度感到有阻力（到达蝶骨），可将针稍退2 mm左右，边退边抽。

（5）取血结束后，除去施加于颈部的压力，将采血器拔出。

（6）消毒纱布压迫眼球止血30 s，约在3 d之后伤口修复。

5. 摘除眼球取血　取血量较大，直到血液流完。血液受污染程度较小。但容易致死，且收集的血液为动静脉混合血。适用于处死前的一次性取血。

（1）动物侧卧位。

（2）左手拇指和示指从背侧握住动物颈部。尽量将眼周围皮肤往眼后压，使眼球外凸。握颈时用力过大可引起动物窒息。

（3）用眼科弯头镊夹住并迅速摘除眼球。

（4）倒置动物，收集血液。

6. 颈动脉或颈静脉采血　将鼠麻醉，仰位固定，剪去一侧颈部毛，手术分离颈动脉和颈静脉，血管下方穿线以便提起，注射针与血管平行向心脏方向刺入，抽取所需血量。20 g小鼠可采血0.6 ml，300 g大鼠可采血8 ml左右。

7. 股动脉或股静脉采血　方法基本同颈动脉或颈静脉采血，采血量略少。

8. 心脏采血　无污染的动脉血。但心脏较小，且搏动较快，刺入心脏采血比较困难且不宜重复采血。可采血量：小鼠一次0.5～0.6 ml，大鼠0.8～1.2 ml。

采血方法有以下三种，在心脏穿刺时切勿在心脏周围乱探，如果一次穿刺失败后应拔出重刺。在采血过程中，注射器抽取速度不能过快以免产生大量气泡。

（1）经腹心脏穿刺采血

1）动物乙醚麻醉，仰位固定。胸前区剪毛、消毒。

2）心脏定位：左手在左侧第3～4肋间摸到搏动明显处。

3）固定心脏：左手五指抓捏心脏周围胸壁和上腹壁使心脏固定，其中示指和无名指分别位于肋下左右上腹部。

4）右手持注射器（3～4号针头），注射器针尖从腹部指向心脏方向，并在肋骨下缘两手指间迅速通过腹壁和横膈膜向搏动最明显处刺入心脏。

（2）经胸心脏穿刺采血

1）动物乙醚麻醉，仰位固定。

2）相当于右锁骨中部经胸腔向心脏方向推进后再刺入心脏。

（3）直视心脏内取血：即在麻醉下开胸和暴露心脏后，将针头刺入右心室取血。

9. 断头采血　采血量：小鼠一次0.8～1.2 ml，大鼠5～10 ml。但收集的血液为动静脉混合血且掺杂有来自呼吸道的分泌物，同时伴有溶血。

（1）预先准备好洁净的试管和小漏斗，试管置于试管架中，将小漏斗插入试管内。

（2）左手戴手套，握住动物背部，并使动物头部向下倾。右手用剪刀在颈部猛剪，或将动物颈部置于断头器的铡刀下方猛铡。

（3）快速将动物倒置，头向下，同时移到漏斗上方，使血液流入漏斗内。动物挣扎可能导致血液飞溅。

（五）家兔采血法

1. 耳缘静脉采血　采少量血时可用此法，是家兔最常用的采血方法。将家兔固定，拔去耳缘静脉局部的被毛，消毒皮肤，用加热或弹击兔耳的方法使静脉扩张。用三棱针或针头刺破静脉末端，血液即流出。此法可多次重复使用。

2. 兔耳中央动脉采血法　用1‰普鲁卡因液2 ml注入一侧耳根后下方冠状突和侧突间的深层软组织，麻醉支配耳中央动脉的耳神经，使中央动脉扩张；动脉扩张后，用左手示指和拇指固定中央动脉远心端，右手持注射器穿刺采血。此法可多次重复使用。采血量可达5～10 ml。

3. 心脏采血　与豚鼠心脏采血法类似。心脏穿刺部位在第3肋间隙，胸骨左缘3 cm处，每次可取血20～25 ml。

（六）豚鼠

1. 耳缘切口采血　先将豚鼠耳消毒，用刀片割破耳缘，在切口边缘涂以20%的枸橼酸钠溶液防止血液凝固，则血可自动流出而进入容器。此法能采血约0.5 ml。

2. 足背静脉采血　助手固定豚鼠将其后肢膝关节伸直，实验者将动物足背面用酒精消毒，找出背中足静脉后，用左手拇指和示指拉住豚鼠的趾端，右手持注射针刺入静脉，拔出注射针后即有血液流出，此法采血量较小，两后肢交替使用，可反复采血。

3. 心脏采血　采血前，将动物麻醉并仰卧固定置于实验台上，心前区皮肤去毛，消毒皮肤，于左胸第3～4肋间心尖搏动最强处将针头垂直刺入心脏，由于心脏的搏动，血液可自动进入注射器。如无血液流出，拔出针头后重新穿刺，不能左右来回斜穿，以免造成气胸而导致动物很快死亡。6～7天后可重复穿刺采血。部分采血可采5～7 ml，采全血量可达15～20 ml。

（七）犬的采血法

1. 前肢内侧皮下小静脉和后肢外侧小隐静脉采血　此法最常用，由助手将犬固定，采血部位剪毛、消毒。实验者用左手拇指和示指握紧剪毛区上部或扎紧止血带，使远端静脉充血，右手用接有7号针头的注射器刺入静脉，左手放松，以适当速度抽血。一般一次可采血10～20 ml。

2. 颈静脉采血　大量采血时，可采用颈静脉采血法，方法同大鼠、小鼠颈静脉采血法，技术要求熟练，不适于连续采血。

3. 股脉采血　将犬麻醉后固定于手术台上，伸展后肢向外伸直，暴露腹股沟三角动脉搏动部位，剪毛消毒，左手示指、中指触摸并固定股动脉，右手持注射器于动脉搏动处直接刺入动脉，抽取所需血量。抽血完毕，迅速拔出针头，压迫止血2～3 min。

（八）动物血液的抗凝方法

体外抗凝常用药物有肝素、草酸钾及枸橼酸钠。

1. 肝素　其作用原理涉及凝血过程的多个环节。体外抗凝使用剂量：每1 ml血0.1～0.2 mg。方法：

（1）取1‰肝素钠溶液适量并放入试管：每个试管内1‰肝素钠溶液的用量取决于试管容积大小和该试管所要盛放的血液的体积。一般而言，10 ml血液需要0.1 ml（即10 μl/ml）以达到抗凝目的。

（2）倾斜并缓慢旋转试管使溶液涂抹于试管壁。

（3）在烘箱中60～80℃烤干备用。

2. 草酸钾　溶于水，微溶于醇，具有溶解度大和抗凝作用强的特点。其作用是整合血液中的钙离子发挥抗凝血作用。体外抗凝使用剂量：1～2 mg/ml。方法：

（1）取10%草酸钾溶液适量并放入试管：每个试管内10%草酸钾溶液的用量取决于试管容积大小

和该试管所要盛放的血液的体积。一般而言,10 ml 血液需要 0.2 ml 即可达到抗凝目的。

(2)倾斜并缓慢旋转试管使溶液涂抹于试管壁。

(3)在烘箱中 80℃烤干备用。

3. 枸橼酸钠　溶于水,不溶于醇。其作用是整合血液中的钙离子发挥抗凝血作用。常用于红细胞沉降速度测定和动物血压实验连接血压计时的抗凝。由于其抗凝作用较弱,碱性较强,一般不用于生化检验时的体外抗凝。

（九）动物的血清和血浆的制备

血清和血浆制备的关键区别在于是否需要抗凝处理。

1. 制备血浆　洗涤试管、80℃烤干或晾干试管→抗凝剂处理→采全血→(4℃短期保存)→4℃低温离心→取上层血浆,低温保存待测。

2. 制备血清　洗涤试管、80℃烤干或晾干试管→采全血→室温下静置直到血液完全凝固→4℃低温离心→取上层血清,低温保存待测。

二　采尿

（一）代谢笼法

此法较常用,适用于小鼠和大鼠的尿液采集。代谢笼是能将尿液和粪便分开而达到收集动物尿液

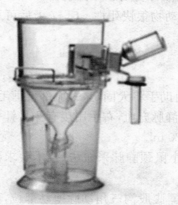

图 4 - 16　大(小)鼠代谢笼

目的的一种特殊装置(图 4 - 16)。收集尿液以每小时 100 g 体重排尿的毫升数表示。由于大鼠、小鼠尿量较少,收集中损失和蒸发,以及膀胱排空不一致,误差较大,一般收集 5 h 以上的尿液,取均值。为满足尿量,小动物可在收集尿液前灌胃或腹腔注射生理盐水,也可喂些青菜。

（二）导尿法

此法常用于兔、犬等大型动物。动物轻度麻醉后,固定于手术台上,由尿道旋转插入导尿管(顶端应涂抹液状石蜡),当导尿管进入膀胱,即可见尿液流出,此法可以采到未污染的尿液。

（三）压迫膀胱法

此法适用于兔、犬等较大动物。将动物轻度麻醉后,实验者用手在动物下腹部加压,动作要轻柔而有力。当外加压力足以使膀胱括约肌松弛时,尿液会自动由尿道排出。

三　消化液的采集

（一）唾液的采集

以采集犬的唾液为例说明。犬的唾液腺有腮腺、颌下腺和舌下腺 3 对。腮腺位于耳郭基部前部稍下方的皮肤深面,如元宝形,开口于颊的内表面,即在口腔内上颌骨第 3～4 臼齿水平的颊间隙。颌下腺为一圆形腺体,位于腮腺稍下方,下颌骨肢侧,咀嚼肌前方,部分被腮腺所遮盖,开口于舌系带左侧的小突起。舌下腺位于颌下腺内侧的深处,开口就靠近舌系带的基部。

1. 直接采集法　将犬麻醉后,取仰卧位,用手牵引犬的上唇角,分别找到唾液腺的开口,然后插入

适当的唾液套管,进行收集。适用于急性实验。

2. 制备腮腺瘘法　用手术方法将腮腺导管开口移向体外,以腮腺导管开口为中心,切成直径为2～3 cm的圆形黏膜片,将其于与周围组织分开,经皮肤切口引到颊外,将带有腮腺开口的黏膜片与周围皮肤缝合,即可在体外收集较为纯净的唾液。此法适用于慢性实验。

(二) 胃液的采集

胃液收集均需空腹12小时。

1. 直接采集法　急性实验时,先将动物麻醉,将插胃管经口插入胃内,在灌胃管的出口连一注射器,用此注射器可收集到胃液,此法适用于狗等大型动物。如果是大鼠,需手术剖腹,从幽门端向胃内插入一塑料管,再由口腔经食道将一塑料管插入前胃,用 pH7.5、35℃左右的生理盐水,以 12 ml/h 的流速灌胃,收集流出液,进行分析。

2. 制备胃瘘法　胃瘘法按术式可分为全胃瘘法、巴氏小胃瘘法、海式小胃瘘法等,多用于慢性实验,可反复收集胃液。全胃瘘法收集的胃液多混有食物,小胃瘘法可收集到纯净的胃液。

以全胃瘘为例:

(1) 麻醉后上腹部消毒,腹中线切开暴露胃、贲门、幽门等区域,于贲门处分离迷走神经,双结扎贲门并在双结扎线之间完全切断。

(2) 分别结扎十二指肠幽门端和幽门,并在结扎线之间完全切断。

(3) 将十二指肠与贲门端侧吻合缝合,再将胃贲门端与幽门端作双层缝合。

(4) 于胃下部前壁近大弯侧埋胃瘘管,缝合,局部用大网膜覆盖以防术后渗漏。

(5) 于上述腹部切口旁偏下方作皮肤肌肉切口,由此口将胃瘘管引出,缝合固定于皮肤表面。

(三) 胆汁采集法

1. 兔胆汁收集

(1) 麻醉、仰位固定、上腹部去毛、从剑突下沿中线切开腹壁直至暴露腹腔,切口长约 10 cm。

(2) 找胆总管:先在肝脏下方找到胆囊,然后通过胆囊及胆囊管的位置找到胆总管(一条黄绿色较粗的肌性管道)。也可通过胃幽门部找到十二指肠,在十二指肠弯曲的外侧部离胃幽门约 2 cm 处有一结节,呈白色,此为胆总管进入十二指肠处。然后沿此结节向胆囊方向隐约看到一个暗绿色细管,即为胆总管。如果是收集肝胆汁,此时应当结扎胆囊管。

(3) 分离胆总管:用玻璃分针细心地分离胆总管周围的结缔组织,使胆总管在距离十二指肠结节处1～2 cm 的部位充分暴露。分离胆总管时要特别小心,因为胆总管周围血管丰富,要尽量避免出血,保持手术野的清晰。

(4) 胆总管插管:在胆总管下方穿两线,一线紧靠十二指肠结节处结扎胆总管,另一线备用。然后用眼科剪在胆总管上剪一小口,向肝脏方向插入胆总管插管,用备用线扎紧。胆总管较细,剪口时注意避免剪断。

(5) 收集胆汁:如果胆总管插管位置正确且无扭曲,此时即可看到插管内有墨绿色胆汁移动。用小烧杯或其他器皿收集胆汁。

2. 大鼠插管直接收集

(1) 术前禁食 16～18 h,饮 2.5% 葡萄糖盐水。

(2) 将动物腹腔麻醉后,仰卧于实验台上,从背至腹中线去毛、消毒。

(3) 自剑突下及腹中线做 3～5 cm 的切口。

(4) 钝性分离肌肉,注意勿伤及下层组织。切开腹膜,暴露腹腔,将肝脏向上翻起。在门静脉一侧找出肝、胆总管。大鼠没有胆囊,几条肝管汇集成肝总管,后者和胰管一起汇成胆总管,开口于十二指肠。

（5）分离胆总管，在胆总管靠近十二指肠的膨大后端剪开小切口，由此插入已经剪成斜口的聚乙烯管尖端，直至肝总管后结扎固定，可收集胆汁。

若插管前端处于胆总管内，收集到的是胆汁和胰液混合液，为准确起见，可在肝总管处剪切口插入。

3. 胆汁引流法

（1）腹部手术常规。

（2）从背部皮肤和肌肉层向腹腔内刺入一根内径大于聚乙烯插管的不锈钢管。将用于采集胆汁的聚乙烯导管的一端插入不锈钢管内。

（四）骨髓采集方法

1. 活体穿刺法　适用于大动物骨髓的采集。穿刺部位多为胸骨、肋骨、股骨的骨髓。不同骨骼的骨髓穿刺点不同。

2. 骨髓冲洗法　适用于小动物。所有有关操作步骤均需在冰块上操作。基本步骤如下。

（1）将动物处死后立即取出股骨并投入到盛有冰冷生理盐水的烧杯中（置于冰中），在烧杯中剔除股骨周围少量残余肌肉。

（2）从粗剪刀将股骨中段剪断。用抽有冰冷生理盐水的注射器使针头（可用 16 号穿刺针）从股骨一端刺入，通过强力注射迫使骨髓细胞随流出液从断端流出。

（3）用注射器抽取所收集到的细胞悬液，在注射器上安装置有 100 目尼龙网布的滤器，向 30 ml 离心管内推进注射器内细胞悬液，使细胞悬液通过尼龙网布进入离心管内，达到去除残渣的目的。

（4）将离心管内细胞悬液离心沉淀一次。加入含有 1％牛血清白蛋白的冰冷 Hank 液，指弹离心管使细胞团分散成均匀的细胞悬液。

（5）该细胞悬液可用作骨髓细胞的进一步分离、细胞涂片等。

（五）脑脊液、脊髓液收集方法

1. 脑脊液　常通过小脑延髓池或侧脑室抽取，抽出量：小鼠 2.5 μl，犬 2～3 ml。

2. 家兔脊髓液的采集方法

（1）将家兔作自然俯卧式，尽量使其尾部向腹侧屈曲，第 7 腰椎周围剪毛，用 3％碘酒消毒，干后再用 75％酒精将碘酒擦去。

（2）在兔背部筋骨连线之中点稍下方找到第 7 腰椎间隙，插入腰椎穿刺针头。当针到达椎管内时，可见到兔的后肢抽动，即证明穿刺针头已进入椎管，用注射器抽取脑脊髓液。

（六）精液收集方法

有多种方法用于采集动物精液。

1. 阴道栓　对于小动物，如大鼠等在交配后雌性动物的阴道中，精液凝固形成阴道栓。因此，可在雌雄交配后 24 小时内，收集这种透明的阴道栓，通过阴道栓涂片染色观察凝固的精液。

2. 电刺激采精法　该法使用范围较广，可用于小鼠、大鼠、豚鼠、家兔等多种实验动物。原理：通过刺激输精管壶腹附近的神经末梢，引起低级射精中枢兴奋而促使动物射精。本法需要电生理刺激器。方法如下：

（1）将雄性动物侧卧固定，剪去包皮周围的被毛，用生理盐水冲洗、拭干。

（2）将与电生理刺激器相连的电极棒插入直肠，到达靠近输精管壶腹部的直肠壁。插入深度：鼠类10～15 cm，兔约 5 cm。

（3）调节电生理刺激器的刺激参数，开通电源，调节电压由低到高，直至雄性动物伸出阴茎，勃起射精。家兔用参考参数：波宽 5 s，波间隔 10 s，频率 15～60 Hz，电压由弱到强（12 V 左右或100 mA电流左右）。

3. 附睾内采精或冲洗法　适用于小白鼠等动物。用颈椎脱臼法将性成熟的雄性小鼠(2 月龄以上)处死,然后立即摘出睾丸和附睾,置于灭菌滤纸上,除去所含血液和脂肪组织,剪开附睾尾,取出精子团。或取输精管和附睾,用灭菌的生理盐水或其他专门稀释液冲洗,制成精子悬浮液备用。

(七) 阴道液采集方法

1. 冲洗法　用洁净滴管吸入灭菌生理盐水后轻柔插入动物阴道内,挤压滴管橡皮头,将生理盐水注入阴道后再吸出,如此反复 2～3 次。最后将滴管中的冲洗液滴在载玻片上,低倍显微镜观察。

2. 刮取法　用光滑的玻璃小勺慢慢插入阴道内,在阴道壁上轻轻刮取可获得少量阴道液。

3. 沾取法　灭菌生理盐水湿润消毒后的细棉签,轻柔插入动物阴道内,慢慢转动几下后取出,在载玻片上均匀涂片。

第五节　实验动物的处死方法

医学实验结束或实验失败均需要处死动物,有时处死后还要进行尸体解剖观察或取器官组织。处死动物的方法必须按照动物保护的有关条例,并本着人道主义精神进行处理。处死的动物以呼吸和心跳停止、反射消失、肌肉松弛等为标准。

一　大鼠和小鼠

(1) 脊椎脱臼法:左手固定动物头部,右手拇指与示指捏紧鼠尾根部用力向后拉,导致颈椎脱臼死亡。

(2) 断头法。

(3) 放血法:可采用摘眼球法。

(4) 化学致死法:将动物置于含 0.2%～0.5% CO 的环境中,也可使用 CO_2。

(5) 药物致死法:静脉注射士的宁,小鼠 0.76～2.0 mg/kg,大鼠 3.0～3.5 mg/kg。或静脉注射 25%氯化钾溶液,每只 0.6 ml。也可注射或吸入过量麻醉药。

二　豚鼠、兔

(一) 空气栓塞法

向动物静脉内注入一定量空气 10～40 ml(豚鼠、兔)。原理:空气注入静脉并到达心脏后,随着心脏的跳动使空气与血液相混,导致血液成泡沫状,形成无效搏动或随血液循环到全身并发栓塞而死。

(二) 脑损伤法

对家兔也可用木槌用力锤击其后脑部,损坏延脑。

(三) 药物致死法

1. KCl　静脉注射 10%KCl 溶液,兔 5～10 ml。

2. 士的宁　静脉注射,豚鼠 3.0～4.4 mg/kg,兔 0.5～1.5 mg/kg。

3. DDT　皮下注射,豚鼠 0.9 g/kg;兔 0.25 g/kg。或静脉注射,兔 0.043 g/kg。

三 蛙类

一般使用脑脊髓破坏法。

1. 动物固定　左手用示指按压其头部前端，拇指按压背部使头前俯。

2. 找枕骨大孔　右手持金属探针，针头由头前端沿中线向背部方向移动，当触及到凹陷感觉时，此时位于枕骨大孔所在，枕骨大孔与两眼几乎成等边三角形。

3. 捣毁脑组织　右手将探针由凹陷处垂直刺破皮肤即达枕骨大孔。此时将探针尖端转向颅腔，向前探入颅腔，然后右手持探针柄作划圆状旋转(搅动)以捣毁脑组织。如探针确在颅腔内，在搅动时可感觉到针尖在四面皆壁的腔内。

4. 捣毁脊髓　将探针退回至枕骨大孔，与脊柱平行刺入椎骨，旋转探针破坏脊髓。

5. 检查脑和脊髓是否被完全破坏　四肢肌肉紧张性完全消失是破坏完全的标志。

6. 拔出探针　拔出探针后，用一小干棉球将针孔堵住，以防止其出血。操作过程中要防止毒腺分泌物射入实验者眼内。如被射入，立即用生理盐水冲洗眼睛。

(周　红　吴晓燕　郭　静　朱学江)

第五章 | 无菌操作技术

无菌是指没有活菌的意思。防止细菌等微生物污染人体或其他物品的操作技术,称为无菌操作。在临床医疗中,无菌操作可以有效预防和控制感染的发生。而在基础医学领域,无菌操作是保证培养物正常生长繁殖、不受污染的前提条件,广泛应用于细胞培养、微生物培养、转基因技术、单克隆抗体制备等多种实验研究。

第一节　常用的无菌消毒设备

一　高压蒸汽灭菌器

(一)原理

高压蒸汽灭菌器是一种常用的湿热灭菌器材,高温蒸汽对生物材料有很好的穿透力,能造成蛋白质变性凝固而使微生物死亡。在一个大气压下,蒸汽的温度是 100℃。当蒸汽被限制在密闭的容器中时,随着压力的不断上升,水的沸点随之提高,蒸汽的温度也相应升高。在 0.1 MPa(15 磅)蒸汽压下,温度达到 121.3℃,维持 15~30 min,可杀灭包括细菌芽胞在内的所有微生物。应用于玻璃器皿、金属器械、手术敷料、一般培养基、生理盐水等耐高温、耐湿物品的灭菌。

(二)构造

高压蒸汽灭菌器是一个可密封的双层金属圆筒(图 5-1)。外层坚厚隔热,内层有一带孔的金属板,用以放置待灭菌的物品,两层之间的夹层装水。灭菌器底部有电热丝,用于加热。上方有金属厚盖,盖旁一圈附有螺栓,借以密闭盖门。盖子上有仪表,显示灭菌器内的温度和压力。另有两个阀门,放气阀用于手动放气,安全阀用于自动放气,以调节灭菌器内的压力。根据容量的不同,高压蒸汽灭菌器可分为手提式和立式两种。

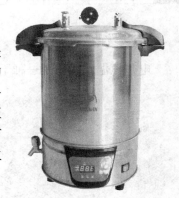

图 5-1　高压蒸汽灭菌器

(三)使用方法

1. 放物加水　将待灭菌物品包好,置于灭菌器内,在夹层中加入适量水。盖上金属盖,并将排气软管插入内层灭菌桶的排气槽内,伸至罐底,以两两对称的方式同时旋紧盖子上相对的两个螺栓,使螺栓松紧一致,避免漏气。

2. 加热排气　接通电源,打开开关,开始加热,当压力升至 0.05 MPa 时,打开放气阀,将灭菌器内残留的冷空气排出,待压力表指针归零后,关闭放气阀。

3. 恒温灭菌　继续加热,当压力达到需要范围内时,控制热源,维持压力至所需灭菌时间。一般物品采用压力 0.1 MPa,维持 20 min。

4. 降压取物　灭菌所需时间到后,关闭开关,切断电源,待其自然冷却,等压力下降至 0.05 MPa,再缓慢打开放气阀排气,使压力逐渐降至零,然后旋松螺栓,打开盖子,取出灭菌物品。

5. 烘干　将消毒好的物品(除溶液外)立即放入 60～70℃的烘箱中烘干。

6. 排水　最后将灭菌器内剩余的水排出。

（四）注意事项

（1）使用前检查压力表和安全活塞是否工作正常,在整个灭菌过程中,应随时观察灭菌器内压力及温度的情况,操作人员严禁脱离岗位,以防意外。

（2）灭菌器内最好加去离子水或蒸馏水,加水量要适中,过多会溢入内层浸湿物品,过少会引发干烧事故或造成蒸汽压力不足。

（3）灭菌物品不应装得太满,包与包之间应留有空隙,以免妨碍蒸汽流通而影响灭菌效果。

（4）溶液灭菌时,切勿密封,瓶塞上可插入注射针头或留根棉线,以免因内外压力不平衡,发生爆裂或液体溢出。

（5）高压蒸汽灭菌主要依靠的是蒸汽的温度而不是蒸汽的压力(压力只是起提高温度的作用),因此,恒温灭菌前应先将灭菌器内剩余的冷空气排尽,如未将冷空气先行排出,虽然压力上升了,但温度并没有真正上升多少,灭菌效果不佳。

（6）到达灭菌时间后,应关闭电源,缓慢放气,使压力逐渐降至零。切不可将蒸汽通过放气阀快速排出,以免因压力骤降,使容器内的液体冲出瓶口,发生外溢或爆炸等危险。

（7）灭菌结束后,一定要先打开放气阀排气,待压力归零后,再打开盖子,以免发生意外。

（8）消毒好的物品(除溶液外)应立即放入烘箱中烘干,再储存备用,否则潮湿的包装物品表面易被微生物污染。

（9）使用完毕,要将剩余的水排出,不用时应保持灭菌器内清洁、干燥。

（10）含蛋白的培养基(如血清)、不耐高温的塑料制品等不可使用高压蒸汽灭菌器消毒。

二　电热恒温干燥箱(干热灭菌器、烤箱)

（一）原理

电热恒温干燥箱是一种干热灭菌器材,通过脱水干燥和使大分子变性而发挥杀菌作用(图 5-2)。

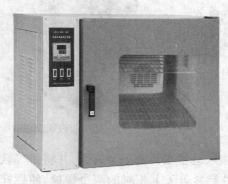

在干燥状态下,一般细菌繁殖体经 80～100℃ 1 h 被杀灭,芽胞则需 160～170℃ 2 h 才死亡。应用于玻璃器皿、金属器械以及不能与蒸汽接触的物品(如粉剂、油剂等)的灭菌。

（二）构造

电热恒温干燥箱是由双层铁板制成的长方形金属箱。上方有数孔,安插温度计和供空气流通的孔。底部有电热装置,前面有一层玻璃门加一层铁门。外壁装有隔热的石棉板,箱旁边有温度调节器或装有电子继电器控制所需温度。箱内有数层金属架,可放待灭菌的物品。

图 5-2　电热恒温干燥箱

（三）使用方法

将待灭菌的物品包装后放入箱内,闭门加热。温度上升至 160～170℃,维持 90～120 min,停止加热。待温度自然下降至 80℃以下,方可开门取物。

（四）注意事项

（1）干烤箱内放置的物品间要留有空隙，物品不要靠近加热装置，避免因局部温度太高而烤焦包装纸或布。

（2）干热灭菌结束后不可立即打开烤箱门，以免冷空气突然进入，引起玻璃爆炸，或热空气外溢，灼伤取物者的皮肤，要等箱内温度自然下降至 80℃ 以下，方可开门取物。

（3）干热消毒后器皿干燥，不需烘烤，易于保存。但干热传导慢，且烤箱内有冷空气存留，故干热较湿热需要更高的温度和更长的时间。

三 除菌过滤器

（一）原理

除菌过滤器简称滤器，其原理是将液体或气体用微孔薄膜过滤，使大于孔径的细菌等微生物颗粒阻留（并不杀灭），从而达到除菌的目的。滤器的除菌性能与其材料特性、孔径大小有关，常用材料有石棉、陶瓷、玻璃、微孔膜等，孔径大小一般是 $0.2~\mu m$。应用于不耐高温的液体如血清、合成培养液、抗生素、酶等含蛋白质等具有生物活性的液体，以及超净工作台或层流室的空气的除菌。

（二）构造

根据材料的不同，常用滤器分为以下几种。

1. Zeiss 滤器　为不锈钢金属结构，中间夹有一层石棉制成的一次性纤维滤板，是过滤血清等黏稠液体的理想滤器（图 5-3）。

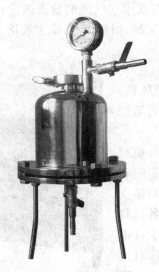

图 5-3　Zeiss 滤器

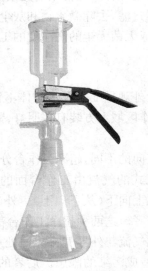

图 5-4　玻璃滤器

2. 玻璃滤器　为玻璃结构，以烧结玻璃为滤板固定在玻璃漏斗上，用于除血清等黏稠液体以外的各种培养液的过滤（图 5-4）。

3. 微孔滤膜滤器　为金属结构，基本结构同 Zeiss 滤器，但其中间为一次性的特制混合纤维素酯滤膜，可用于包括血清在内的各种培养液的过滤。因其速度快，效果好，被大多数实验室采用。

4. 一次性滤器　有各种型号和规格，用于不同体积和种类的液体的过滤（图 5-5）。

根据滤过方式不同，滤器又可分为抽滤式和加压式：抽滤式滤器与抽气装置相连，由真空泵抽气形成负压以过滤液体，其效率较差，操作时要防止液体倒流而引起污染。加压式滤器为密闭式容器，加入

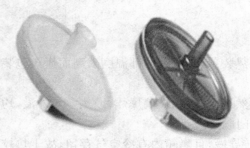

图 5-5 一次性滤器

待过滤液体后,以气体(N_2、O_2或CO_2)形成压力将液体滤过,其效果较佳,具有过滤快、不易污染,可避免蛋白质产生气泡等优点,使用更为广泛。

(三)使用方法

高压灭菌滤器、滤膜、滤瓶,在超净工作台内安装好。从滤器上方加入待滤液体,液体因重力作用流入滤瓶中,也可将滤瓶连接抽气装置,使滤瓶中压力降低,或在滤器上方连接气体加压,便于快速过滤。将滤瓶中的滤液移出,分装于无菌容器中。

(四)注意事项

(1)过滤除菌需在超净工作台内进行,并注意无菌操作。

(2)由于滤膜较薄且光滑易移动,故滤器的上层和下层的相应部位均设有凹槽,以放置硅胶垫圈便于固定滤膜。

(3)安装滤膜时应注意正确放置,注意滤膜的正反面,滤膜的光面向上。

(4)每次过滤完毕应检查滤膜是否完整,如出现破裂或移动需重新过滤。

四 超净工作台(净化工作台)

(一)原理

超净工作台是一种广泛使用的无菌操作装置,其原理是通过风机将空气吸入预过滤器,经由静压箱进入高效过滤器过滤,去除微生物和灰尘,净化后的空气以垂直或水平气流的状态送出,以微流方式通过工作区域,形成无菌无尘的高净度的工作环境。应用于溶液配制、细胞培养、微生物培养等无菌操作。

(二)构造

超净工作台外观呈准闭合式整体不锈钢台面,内部装有鼓风机、高效过滤器,工作区域上方装有照明灯、紫外灯,工作台前方设置防护挡板(图 5-6)。

根据气流方向的不同,超净工作台分为侧流式(垂直式)和外流式(水平式)。侧流式的气流由工作台面的一侧流向对侧,可从左向右(从右向左)或从上向下(从下向上)。外流式的气流由操作者对侧吹出直接流向操作者。这两种超净工作台都能达到无菌效果,但各有利弊。前者在净化气流与外界气流界面处可因气流的流动混入少许未净化的气体,有造成污染的隐患。后者的气流直接流向操作者,对操作者的安全有潜在的威胁。

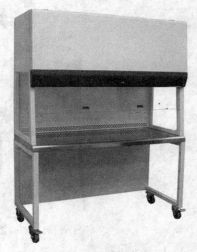

图 5-6 超净工作台

(三)使用方法

1. 工作区消毒 使用超净工作台前,先用75%酒精擦洗台面,并将实验用品(如移液器、试管架、废液缸等)用75%酒精擦拭后放入工作台内,开启紫外灯照射 30 min,以杀灭工作区积存的微生物。

2. 洗手和着装 彻底洗手,着清洁工作服,戴口罩、帽子,用75%酒精消毒手和前臂。

3. 开启风机 关闭紫外灯,打开日光灯,启动风机运转 10~15 min,以去除臭氧,并使工作空间呈净化状态,方可开始实验操作。

4. 无菌操作 整个实验过程,应严格遵守无菌操作规范(见注意事项)。

5. 整理工作台 实验结束后,将实验物品拿出工作台,用75%酒精擦洗台面,关闭风机,重新开启紫外灯照射15分钟。

(四)注意事项

(1)为了保护高效过滤器,超净工作台应安装在无菌室内。任何情况下不应将超净台的进风罩对着开敞的门或窗,以免影响高效过滤器的使用寿命。

(2)预先制定好实验计划,工作区消毒前应将实验所需的材料一次性都放入工作台内,避免实验开始后,因器材不全往返拿取而增加污染的机会。

(3)工作区消毒时,实验用品不要摆放过多或重叠放置,以免遮挡紫外线降低消毒效果,注意培养用液、培养细胞不可照射紫外线。

(4)紫外灯照射会产生臭氧,而臭氧有碍健康,因此,在进入超净工作台操作之前,应先关闭紫外灯,启动风机使之运转10~15 min,去除臭氧后方可入内。进行实验操作时,要确保紫外灯关闭,以免灼伤眼睛或皮肤。

(5)工作台面在使用前后均要用75%酒精擦洗,但注意防护挡板不可用酒精擦拭,因为酒精会使挡板塑料脱水、变花,影响视觉。

(6)无菌操作规范

1)工作台面上的实验用品要合理布局,原则上应是右手使用的东西放在右侧,左手用品在左侧,酒精灯置于中央。

2)操作时应点燃酒精灯,所有实验操作都在火焰附近进行,打开或封闭瓶口、吸管安装乳胶吸头时均应过火灼烧灭菌。

3)拿取消毒好的实验器材时,不可直接用手拿,要用镊子灼烧灭菌后夹取,手亦不可直接触及器皿的无菌部分(如瓶口、瓶塞内侧),必要时可借助镊子进行操作。

4)吸取各种培养用液(如培养液、平衡盐溶液、细胞悬液等),应分别使用吸管,不能混用,以防交叉污染,转移液体时,吸管口不能触及瓶口或瓶身,如碰到要更换吸管。吸取液体时,应将瓶身倾斜约45°角,以减少落菌污染机会。

5)实验操作要有计划和顺序,细胞或组织在未作处理之前,勿过早暴露在空气中。培养用液或消毒好的实验器材在使用之前,不要过早打开,用后如暂时不需再用,应及时封闭。

6)操作时动作要准确敏捷,但不能太快,幅度不能太大,以防空气流动,增加污染机会。不要在打开的器皿正上方进行实验操作,以免增加落菌污染机会。

7)操作时不能面向工作区讲话或咳嗽,以免唾沫喷出,污染工作台面。

8)无菌工作区域应保持清洁与宽敞,必要物品如试管架、移液器、吸管等可暂时放置,其他实验用品用完后应及时移出,以利气体流通。

五 生物安全柜

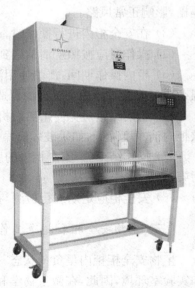

(一)原理

生物安全柜是一种负压的净化工作台,是为防止操作过程中可能产生的具有危险性或感染性的微粒发生气溶胶扩散而设计的(图5-7)。其工作原理是外界空气经高效空气过滤器过滤后进入安

图5-7 生物安全柜

全柜内,气流呈垂直方向通过工作台面,再经高效空气过滤器过滤,从排气口排出。在操作过程中,风机将空气不断向外抽吸,使柜内保持负压状态。正确使用生物安全柜,能够同时保护实验材料、操作人员以及实验室环境不受污染。生物安全柜是实验室生物安全一级防护屏障的主要设备,应用于微生物学、生物医学等领域的科研、教学、临床检验和生产。

（二）构造

生物安全柜由箱体和支架两部分组成。箱体内部设有风机、门电机、进风预过滤罩、净化空气过滤器、外排空气预过滤器、照明源和紫外光源等设备。

根据防护程度的不同,生物安全柜分为Ⅰ、Ⅱ、Ⅲ级。

Ⅰ级生物安全柜和实验室通风橱基本相似,不同之处在于排气口加装过滤器,防止微生物气溶胶扩散造成污染。可保护工作人员和环境,但不保护样品,目前使用较少。

Ⅱ级生物安全柜柜内保持负压状态,可提供对操作人员、环境和样品的保护,是目前应用最为广泛的柜型。依照入口气流风速、排气方式和循环方式又分为A1、A2、B1、B2四型。

Ⅲ级生物安全柜是生物安全防护等级为四级的实验室设计,柜体完全气密,工作人员通过连接在柜体的手套箱进行操作,试验品通过双门传递箱进出安全柜,适用于高风险的生物实验,如SARS、埃博拉病毒等相关实验。

（三）使用方法

（1）操作前将实验所需的全部物品用75%酒精擦拭,并移入安全柜内。

（2）打开风机运行5～10 min,将双臂缓缓伸入安全柜,静止1 min以上,待柜内气流稳定后开始操作(操作规范见注意事项)。

（3）操作完成后,将双臂从柜内缓慢抽出,关闭玻璃窗,保持风机继续运转10～15 min,打开紫外灯照射30 min,用2%的84消毒液擦拭污染物,最后取出安全柜内的所有物品。

（四）注意事项

（1）操作前应将实验所需的全部物品移入安全柜,避免双臂频繁穿过气幕破坏气流。

（2）柜内物品摆放应做到清洁区、半污染区与污染区分开。同时物品应该尽量呈横向一字摆开,以避免造成回风过程中物品之间的交叉污染。正前方和背部的回风隔栅上不能摆放物品,以免堵塞回风隔栅,影响正常风路。

（3）在安全柜内进行操作时,动作应轻柔、平缓,防止影响柜内气流。

（4）操作时应按照从清洁区到污染区进行,以避免交叉污染。

（5）柜内操作期间,严禁使用酒精灯等明火,以避免热量产生气流,干扰柜内气流稳定,且产生的高温杂质可能会对高效空气过滤器造成损坏,特殊情况必须使用时,宜使用低火苗的本生灯。

（6）柜内尽量避免使用离心机、振荡器等震动仪器,以免震动使积留在滤膜上的颗粒物质抖落,导致柜内洁净度降低,如果破坏前操作面的气流平衡,还会造成对操作者的污染。

（7）操作结束后,安全柜里的所有物品都应先清除表面污染后再移出,以防止将病原微生物带出而污染外界环境。

（8）安全柜应定期进行检测与保养,以保证其正常工作。

（五）生物安全柜和超净工作台的区别

生物安全柜柜内呈负压状态,排气口加装高效空气过滤器,除保护实验材料外,也可保护操作人员和实验室环境,因此,在微生物学和生物医学的科研、教学、临床检验和生产中,应该选择和使用生物安全柜。超净工作台柜内呈正压状态,只保护实验材料,而不保护操作人员和实验室环境,但超净台操作方便,预备时间短,工作效率高,应用于接种工作量大的工厂化生产。

六 其他消毒灭菌法

(一)煮沸法

煮沸法是一种简单的湿热灭菌法,其灭菌机制是高温引起蛋白质变性凝固而导致微生物死亡。一般细菌繁殖体煮沸 5 min 被杀死,而芽胞需煮沸 1~2 h 才被杀灭。应用于餐具、刀剪、注射器等的灭菌,在家庭、战争、自然灾害等其他非常时期常用。注意可在水中加 2‰碳酸钠,既可将沸点提高至 105℃,促进杀灭芽胞,又可防止金属生锈。

(二)灼烧

灼烧即直接以火焰灭菌,是一种干热灭菌法,应用于接种环、金属器械、玻璃器皿口缘等的灭菌。

(三)紫外线

紫外线消毒是一种辐射灭菌法,其主要机制是作用于微生物的核酸,使 DNA 链上相邻的两个胸腺嘧啶共价结合形成二聚体,干扰 DNA 的复制和转录,导致细菌变异或死亡。其次紫外线照射过程中可产生臭氧,对细菌有极强的氧化作用,可将其杀灭。但紫外线的穿透力较弱,玻璃、纸张、尘埃均能阻挡紫外线。因此,主要应用于实验室、手术室空气、超净工作台台面、不耐热物品如塑料器皿表面的消毒。

紫外线消毒的效果与辐射强度和照射剂量正相关,辐射强度随被照物距紫外灯的距离增加而降低,而照射剂量和照射时间成正比。室内空气消毒时,紫外灯距地面应不超过 2.5 m,照射时间为 2~3 h,期间可间隔 30 min。工作台、不耐热物品表面消毒时,紫外灯距被照物应小于 1.5 m,照射时间为 30 min。

紫外线灭菌效果还受遮挡物、室内温度和湿度、空气清洁度、灯管老化程度等影响,因此,应保持紫外灯表面的清洁,室内温度过高过低或湿度过大时应适当延长照射时间,定期检测紫外灯的灭菌效果,及时更换老化的灯管。特别要注意的是千万不可在开启的紫外灯下工作,以免对人体的皮肤、眼睛等造成损伤,消毒完毕后要及时关闭紫外灯。

(四)消毒剂

许多化学试剂能影响微生物的化学组成、物理结构和生理活动,从而发挥消毒灭菌的作用。常用的消毒剂有戊二醛、甲醛、环氧乙烷、过氧乙酸、过氧化氢、高锰酸钾、乙醇、碘伏、苯扎溴铵(新洁尔灭)、氯己定(洗必泰)、乳酸、来苏尔等。可分别应用于操作人员的皮肤、实验台、器械、器皿的操作表面、实验室的桌椅、墙壁、地面及空气的消毒。注意应根据待消毒物品的性能及微生物的特性,选择合适的消毒剂。严格掌握消毒剂的浓度、消毒时间和使用方法。使用新鲜配制的消毒剂,以免存放时间长而影响消毒效力。

(五)抗生素

抗生素主要应用于培养用液的消毒,是培养过程中预防微生物污染的重要手段,也是微生物污染不严重时的"急救"方法。不同抗生素杀灭的微生物不同,应根据需要进行选择。实验室中最常将青霉素和链霉素联合应用(俗称"双抗"),工作浓度分别为 100 U/ml 和 0.1 mg/ml。

第二节 实验室的无菌环境

要想达到无菌的要求,必须在实验室中创造无菌环境,这就要求构建无菌室。无菌室是指相对密

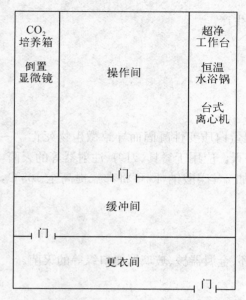

图 5-8　无菌室基本结构示意图

封、防尘、防菌的工作空间,在结构和消毒方面有基本的要求。

一　无菌室的结构

无菌室一般由更衣间、缓冲间和操作间三部分组成(图 5-8)。更衣间供操作者穿戴衣服、鞋子、帽子和口罩。缓冲间设置于更衣间和操作间之间,起控制污染气流和控制压差的作用,以保证操作间的无菌环境。操作间专用于无菌操作,两侧设边台放置实验所需的基本仪器设备,如超净工作台、CO_2 培养箱、倒置显微镜、恒温水浴锅、台式离心机等。操作间和缓冲间都必须密闭,并安装紫外灯。

二　无菌室的消毒和防污染

(1) 无菌室使用前,要打开紫外灯照射 30～60 min,消毒完毕务必关闭紫外灯,操作人员方可进入。

工作人员进入无菌室前,应用肥皂或消毒液洗手,并在更衣间更换无菌室专用工作服、鞋,戴上帽子、口罩和手套(或用 75％酒精棉球再次擦拭双手)。

(2) 需要带入无菌室使用的实验器材,均应包扎严密,并经适当的方法灭菌。

(3) 操作完毕,应及时清理无菌室,再用紫外灯照射灭菌 20 min。

(4) 无菌室内灭菌物品应分类单独放置,不可与未灭菌物品混放,并注意定期检查,超过两星期未用则需重新灭菌。

(5) 无菌室应定期消毒,每周用甲醛、乳酸或过氧乙酸熏蒸 2 h,每月用苯扎溴铵擦拭台面、地面和墙壁一次。

(6) 定期检查无菌室通风防菌滤膜有无破损、堵塞。

(7) 定期作实验室沉降菌计数,以检查无菌室微生物生长繁殖动态,如菌落数超标,需对无菌室彻底消毒并重新检测。

(张　戎　董晓宇　曹　雪)

第六章 微生物的常规培养技术

第一节　培养基的制备

　　培养基是人工配制的适合微生物生长繁殖或积累代谢产物的营养基质。适宜的培养基能使细菌在体外迅速生长繁殖,便于对细菌进行分离和鉴别。一般培养基的主要成分为蛋白质、糖类、盐类和水分等。另外,还有一些营养要求较高的细菌,还必须加入血液或血清、鸡蛋、维生素等其他营养物质。有时为了鉴别或抑制某些细菌,则可加入各种专用基质(如某种糖类、氨基酸等)、指示剂和染料等。

　　制备培养基不仅要考虑它所需要的含碳化合物、含氮化合物、矿物盐类、生长因子,还要求有一定的酸碱度和渗透压。霉菌和酵母菌的 pH 偏酸,细菌、放线菌的 pH 是微碱性。所以每次配制培养基时,都要将培养基的 pH 调到一定的范围。

　　培养基的种类很多,但一般制备原则有三条:

　　1. 足够和适当的营养成分　目的是为了满足细菌生长繁殖的要求,获得典型的细菌培养物,达到研究细菌的形态,生化反应,抗原结构及致病力等目的。

　　2. 合适的酸碱度　培养基的酸碱度直接影响细菌的生长繁殖。一般细菌最合适的 pH 为 7.2～7.6。测定的方法常用普通比色法或精密 pH 试纸来测定。

　　3. 绝对无菌　培养基务必进行除菌处理,由于培养基所含成分不同,灭菌的方法也不相同,如普通培养基常用高压蒸气灭菌法。

一　培养基的种类

　　各类微生物对营养的要求不尽相同,因而,培养基的种类也各式各样。这些培养基可根据所含成分、物理状态以及使用目的等而分成若干类型。

　　(1) 按营养组成和用途,可以分为:

　　1) 基础培养基:只含有细菌生长所需的最基本营养成分,应用最广泛,为制备多种培养基的基础,常见的有肉汤培养基、琼脂培养基。

　　2) 营养培养基:在基础培养基中加入葡萄糖、血液、血清、腹水或酵母浸膏等有机物,可供营养要求较高的细菌生长需要或增菌用,如在结核分枝杆菌培养基中添加鸡蛋、马铃薯、甘油等。

　　3) 选择培养基:利用不同种类细菌对化学物质的敏感性不同而制成,使分离菌大量繁殖而抑制其他细菌生长的培养基。培养基中含有的抑制剂能抑制非目的菌生长或使其生长不佳,有利于目的菌的检出和识别。选择培养基多为固体平板,用于从标本中分离某些特定的细菌。

　　4) 鉴别培养基:培养基中加有某些特定成分,如糖、醇类和指示剂等,用于检查细菌的各种生化反应,常用于鉴别和鉴定细菌。

　　5) 厌氧培养基:专性厌氧菌须在无氧条件下才能生长,故需在培养基中加入半胱氨酸、硫乙醇酸钠等还原剂,降低培养基中氧化还原电势,并应与外界空气隔绝,使培养基本身为无氧的环境。

6) 特殊培养基：为某些需要在特殊条件下才能生长的细菌培养之用,如高渗盐增菌培养基、高渗糖增菌培养基和改良 Kagan 培养基等。

（2）按营养物质的来源,可以分为：

1) 天然培养基：由天然物质制成,如蒸熟的马铃薯和普通牛肉汤,前者用于培养霉菌,后者用于培养细菌。这类培养基的化学成分不恒定,也难以确定,但配制方便,营养丰富,故常被采用。

2) 半合成培养基：在天然有机物的基础上适当加入已知成分的无机盐类,或在合成培养基的基础上添加某些天然成分,如培养霉菌用的马铃薯葡萄糖琼脂培养基。这类培养基能更有效地满足微生物对营养物质的需要。

3) 合成培养基：合成培养基的各种成分完全是已知的各种化学物质。这种培养基的化学成分清楚,组成成分精确,重复性强,但价格较贵,而且微生物在这类培养基中生长较慢。如高氏一号合成培养基、察氏（Czapek）培养基等。

（3）按培养基制成后的物理状态,可以分为：

1) 液体培养基：液体培养基中不加任何凝固剂。这种培养基的成分均匀,微生物能充分接触和利用培养基中的养料,适于作生理等研究。

2) 半固体培养基：是在液体培养基加入少量凝固剂而呈半固体状态。可用于观察细菌的运动、鉴定菌种和测定噬菌体的效价等。

3) 固体培养基：是在培养基中加入凝固剂,有琼脂、明胶、硅胶等。固体培养基常用于微生物分离、鉴定和计数等。

二 常见培养基制备与用途

（一）普通肉汤培养基

1. 操作步骤

（1）称取去脂去腱绞碎的鲜牛肉 500 g,浸于 1 000 ml 蒸馏水中,冰箱过夜,次日煮沸 30 min,纱布过滤,蒸馏水补足其量（也可用牛肉膏 3 g 加蒸馏水 1 000 ml 加热溶化）,即为肉浸液。

（2）取肉浸液 1 000 ml,氯化钠 5 g,蛋白胨 10 g 混合加热溶化。

（3）调整 pH 为 7.6,用滤纸过滤分装于中试管或三角烧瓶内,塞紧棉塞。

2. 用途 供基础培养用,一般营养要求不高的菌均可生长。

（二）普通琼脂培养基

琼脂是石花菜等海藻类提取的胶体物质,其化学成分主要是多糖。当温度达到 98℃ 以上可溶解于水,45℃ 以下则凝固。琼脂对细菌一般无营养作用（除自然界中极少数菌可利用琼脂之外）,纯属赋形剂,便于人们制作斜面、平板、高层等不同类型的固体培养基。

1. 操作步骤

（1）将上述成分置于三角烧瓶中,煮沸使其溶解（须防止外溢）,并补足由于蒸发失去的水分。

（2）趁热调整 pH 至 7.6,以绒布过滤,分装试管或烧瓶内,高压蒸气灭菌 15 min,倾注于灭菌平皿内或分装试管内。

2. 用途 供一般细菌培养用,并可作无糖基培养基。

（三）半固体琼脂培养基

1. 操作步骤

（1）将琼脂加于肉汤培养基中,加热溶化。

（2）以绒布过滤并分装试管，每管 1～1.5 ml。

（3）高压灭菌 20 min 后，直立放置，待凝固后即成高层培养基，保存备用。

2. 用途　保存一般菌种用，并可观察细菌的动力及生化反应。

（四）血液琼脂培养基

1. 操作步骤

（1）将高压灭菌后的普通琼脂培养基加热融化。

（2）冷至 50℃左右，以无菌操作加入无菌脱纤维羊血（临用前置 37℃水箱中预温 30 min）8～10 ml，轻轻摇匀（防止产生气泡），倾注于灭菌平皿内或分装试管内，制成血琼脂平板或血琼脂斜面培养基。

（3）待凝固后，抽样于 37℃培养 18～24 h 行无菌试验，若培养基上无细菌生长即可使用或保存于 4℃冰箱内备用。

2. 用途　供营养要求较高的细菌分离培养用，亦可观察细菌的溶血特征。

（五）SS 琼脂培养基

SS 培养基中除含有基础培养基成分外，以中性红作为指示剂，变色范围 pH6.8～8.0，在酸性时呈红色，在碱性时呈淡黄色。凡能分解乳糖的细菌，因为有酸类产生，能使指示剂变红，所以菌落呈现红色。不分解乳糖的细菌，由于它分解蛋白胨产生碱性物质，所以菌落呈淡黄色。能分解蛋白质产生 H_2S 的细菌可与含铁化合物作用而使菌落带有黑色或形成黑心。

此外，培养基中含有煌绿，可抑制革兰阳性菌生长。胆盐与枸橼酸钠、硫代硫酸钠合用，能加强对大肠杆菌的抑制作用。枸橼酸铁尚能中和煌绿、中性红等染料的毒性作用。SS 琼脂对大肠埃希菌有较强的抑制作用，而对肠道病原菌则无明显抑制作用。因此，可以增加粪便标本的接种量，从而提高病原菌的检出率，故 SS 琼脂为目前比较满意的肠道杆菌选择性培养基。

1. 操作步骤

（1）将牛肉膏、蛋白胨和琼脂加入水中，加热溶解。

（2）加入胆盐、乳糖、枸橼酸钠及柠檬酸铁，微微加热，使之全部溶解。

（3）调整 pH 至 7.2 后，用绒布或脱脂棉过滤。

（4）加入煌绿和中性红水溶液，再煮沸一次（无需高压灭菌），待冷至 55℃左右倾注平板，凝固后将平板置 37℃温箱中干燥 30 min 后应用或冰箱保存备用。

2. 用途　分离沙门菌和志贺菌。大肠埃希菌分解乳糖产酸，通过中性红指示剂呈红色菌落，同时由于与胆盐结合成胆酸发生沉淀，故菌落中心混浊。硫代硫酸钠有缓和胆盐对致病菌的有害作用，并能中和煌绿和中性红染料的毒性。

（六）双糖铁培养基（用成品制备）

培养基中除含有基础营养成分外，以酚红作指示剂（碱性时为红色，酸性时为黄色），可鉴别细菌分解其中糖类及氨基酸的能力，凡能分解葡萄糖的，则使培养基底层变黄，凡能分解乳糖的，则使斜面变黄。能分解糖类产生气体的，可使培养基断裂后出现气泡。能分解含硫氨基酸的，可产生 H_2S 与硫酸亚铁生成黑色化合物，使培养基显示黑色。

1. 操作步骤

（1）先称取下层粉末 2 g 加入 100 ml 蒸馏水，放置数分钟后加热溶解，分装于试管中，于 8 磅 15 min 灭菌，取出后垂直凝固，待此下层培养基凝固后，再以无菌操作方法加入上层培养基。

（2）称取上层粉末 3.65 g 加入 100 ml 蒸馏水，放置数分钟后加热溶解装瓶，于 8 磅 15 min 灭菌后冷却至 70℃左右，再以无菌操作加到凝固的下层培养基上面，立即制成斜面备用。

2. 用途　初步鉴别肠道致病菌,可以观察葡萄糖、乳糖的发酵,并可观察有无 H_2S 产生及细菌有无动力。

(七)"Lowenstein-Jensen"培养基(罗氏培养基)

1. 操作步骤

(1) 将天门冬酰胺、磷酸二氢钾、枸橼酸镁及甘油加水后,置沸水浴中加热溶解。

(2) 加入马铃薯粉,继续在沸水浴中加热 30 min,时加搅拌,使成均匀呈糊状。

(3) 待冷至 60℃,加入新鲜全蛋液 200 ml 及 1% 孔雀绿 8 ml,充分搅匀后,用双层纱布过滤。

(4) 分装于 20 mm×150 mm 试管中,每管约 8 ml,塞紧,置成长斜面。

(5) 用 85℃ 50 min 流通蒸汽灭菌后,经 37℃ 孵育 48 h,证明无菌生长,冷置备用。

(6) 管内如无凝结水,可加无菌生理盐水 0.5 ml 以防在贮存期中培养基干燥。

(7) 以无菌操作换上软木塞,置 37℃ 培养 48 h,无菌生长即可应用。

2. 用途　主要用于结核分枝杆菌的分离培养。

(八)巧克力色琼脂平板的制备

1. 操作步骤

(1) 将肉汤琼脂加热溶化,趁热加入脱纤维血,摇匀。

(2) 倾注平板,待冷却成巧克力色,备用。

2. 用途　用于培养脑膜炎双球菌或淋球菌。

第二节　细菌的分离与培养

一　平板划线接种法(又称分离培养法,图 6-1)

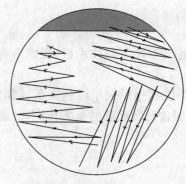

图 6-1　平板划线接种法

平板分离划线的目的是将混有多种细菌的培养物,或标本中不同的细菌(病原菌与非病原菌)使其分散生长,形成单个菌落或分离出单一菌株,便于识别鉴定。

(一)操作步骤

(1) 在酒精灯火焰上灼烧接种环,待冷却,取一接种环金黄色葡萄球菌和大肠杆菌的混合菌液。

(2) 左手握住琼脂平板,用拇指和示指稍抬起皿盖,同时靠近火焰周围,右手持接种环伸入皿内,在平板上一个区域作"Z"形来回划线。划线时使接种环与平板表面成 30°～40°角轻轻接触,以腕力在表面作较快的滑动。切记,接种环不应嵌进培养基内,避免将琼脂表面戳破。

(3) 灼烧接种环,以杀灭接种环上剩余的菌液。待冷却后,再将平皿转动一定的角度,接种环通过划过线的区域,在第二区域继续划线。

(4) 划毕后再灼烧接种环,冷却后用同样的方法在其他区划线。

(5) 全部划线完毕后,在平皿底注明菌种、组别、姓名和日期等。将培养皿倒置放入恒温箱培养。

(6) 培养 18～24 h 后将培养皿取出。观察琼脂平板表面生长的各种菌落,注意其大小、形状、边缘、表面结构、透明度和颜色等性状。

（二）实验结果判定与分析

培养后在第一、二区可观察到密集的细菌菌苔，在第三、四区可见单个细菌菌落（在划线上）。

（三）注意事项

（1）接种环只能蘸一次菌液，但要在培养基不同位置连续划线多次。
（2）充分利用平皿表面，但第四区（最后一区）不能与第一区划线相交。
（3）严格无菌操作，不能离酒精灯太远，平皿盖不要开得太大，以免空气污染。
（4）划线时，力量要适中，切勿划破培养基表面。

二　纯培养细菌接种法

（一）斜面培养基接种法（图6-2）

该实验的目的是实现划线分离培养所获得的单个菌落的移种，以得到纯种细菌和保存菌种，以及观察细菌的某些培养特性。

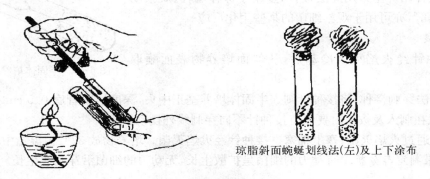

琼脂斜面蜿蜒划线法（左）及上下涂布

图6-2　斜面培养基接种法

1. 操作步骤
（1）操作前，先用75％酒精擦手，待酒精挥发后才能点燃酒精灯。
（2）将斜面菌种管和欲接种的斜面试管同时拿在左手的拇指和其他四指之间，长有菌苔的一面向上，并处于水平位置。
（3）先将菌种管和试管的棉塞旋松，便于接种时取出。
（4）右手拿接种环，与通常拿笔一样。将要伸入管内部分的金属柄和金属丝在酒精灯焰上灼烧灭菌。
（5）用右手小指、无名指及手掌将菌种管和试管的棉塞同时拔出，并把棉塞握住，不要随意放在桌上或与其他物品相接触，再以火焰烧管口。
（6）将上述在火焰上灭菌过的接种环伸入菌种管内，接取菌种前先在管内壁上或未长苔的培养基面上接触一下，使接种环充分冷却，以免烫死菌种。用接种环轻轻刮取少许苔后，自菌种管内抽出。抽出时勿与管壁相碰，也勿再通过火焰。迅速将沾有菌种的接种环伸入待接种的斜面培养基试管内，由里到外划折线，使菌体黏附于培养基上。划线时，勿用力划破培养基。若以保存菌为目的时可自管底上划一粗直线即可。
（7）接种完毕后将接种环抽出，灼烧管口，塞上塞子。加塞子时，不要用试管口去迎塞，以免试管在移动时污染杂菌。
（8）接种环在放回原位前，要经火焰灼烧灭菌。接种菌应作好标记，标明菌种名称，日期等，置37℃温箱中培养，次日观察结果。
2. 实验结果判定与分析　固体培养基表面可观察到密集的细菌菌苔。

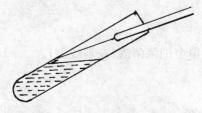

图 6-3 液体培养基接种法

（二）液体培养基接种法（图 6-3）

该实验的目的是实现纯种细菌的增菌及观察细菌在液体环境中的生长特征（如表面生长、沉淀生长、均匀混浊生长等）。

1. 操作步骤

（1）持好菌种管及培养基管。

（2）灭菌接种环，由菌种管取菌，伸入培养基管中，在接近液面的管壁上方轻轻研磨，并蘸取少许培养基液体调和，使接种物充分混合于培养基的液体中，接种后放 37℃ 恒温箱中培养。

（3）液体培养一般以 18～24 h 观察生长特征为好。

2. 实验结果判定与分析 细菌在液体培养基中有 3 种生长现象：大多数细菌在液体培养基生长繁殖后呈均匀混浊。少数链状排列的细菌如链球菌、炭疽芽孢杆菌等则呈沉淀生长。枯草芽孢杆菌、结核分枝杆菌和铜绿假单胞菌等专性需氧菌一般呈表面生长，常形成菌膜。

（三）半固体培养基穿刺培养法（图 6-4）

试管内半固体培养基采用此法接种，多用于保存菌种、观察动力及作厌氧培养等，亦可用于观察细菌的某些生化反应。

1. 操作步骤

（1）将接种针经火焰灭菌冷却后，从斜面培养物表面蘸取细菌。

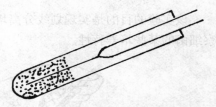

图 6-4 半固体培养基穿刺培养法

（2）用无菌法穿刺接种，将接种针刺入半固体培养基正中央，深度达距管底 0.5 cm 处停止，然后循原路退出。注意在刺入及拔出时要保持接种针不向穿刺线外摆动。

（3）试管口通过火焰灭菌，塞上棉塞。接种针经火焰灭菌。培养物放 37℃ 恒温箱中培养。

2. 实验结果判定与分析 有动力的细菌呈扩散生长，无动力的细菌沿穿刺线生长。

第三节 常见细菌的染色与鉴定

一 革兰染色

活的细菌为无色半透明状，在普通光学显微镜下不易观察。若用染色的方法可使菌体表面及内部结构着色与背景形成鲜明对比，可在显微镜下清晰地观察其形态。

细菌的染色方法很多，革兰染色法是细菌学上最经典、使用最广泛的一种染色方法，由丹麦病理学家 Christain Gram 于 1884 年创立。方法是先将细菌用结晶紫染色，加媒染剂（增加染料和细胞的亲和力）后，用脱色剂脱色，再用复染剂染色。此染色法可将所有具有细胞壁的细菌分为两大类：革兰阳性菌（G^+）和革兰阴性菌（G^-）。

（一）实验原理

细菌对革兰染色的不同反应主要是 G^+ 和 G^- 的细胞壁结构与化学组成不同所致。

（1）G^+ 菌细胞壁结构致密（肽聚糖层厚），且脂质含量少，酒精不易渗入脱色。G^- 菌细胞壁结构疏松（肽聚糖层薄），且脂质含量多，酒精溶解脂质后易渗入细胞而脱色。

（2）G^+ 菌菌体含有大量核糖核酸镁盐，可与碘、结晶紫牢固结合，使已着色的细菌不被酒精脱色。G^- 菌菌体内核糖核酸镁盐含量小，易被酒精脱色。

(3) G$^+$菌等电点比 G$^-$菌低,在同一 pH 条件下阳性菌比阴性菌所带阴电荷要多,故与带正电荷的碱性染料(结晶紫)结合牢固,不易被酒精脱色。

当用结晶紫初染后,像简单染色法一样,所有细菌都被染成初染剂的蓝紫色。碘作为媒染剂,它能与结晶紫结合成结晶紫-碘的复合物,从而增强了染料与细菌的结合力。当用脱色剂处理时,两类细菌的脱色效果是不同的。革兰阳性细菌用酒精脱色时细胞壁脱水、使肽聚糖层的网状结构孔径缩小,透性降低,从而使结晶紫-碘的复合物不易被洗脱而保留在细胞壁内,经脱色和复染后仍保留初染剂的蓝紫色。革兰阴性菌经脱色处理时,类脂质被酒精溶解,细胞壁透性增大,使结晶紫-碘的复合物比较容易被洗脱出来,用复染剂复染后,细菌呈红色。

(二) 操作步骤

1. 涂片 取一洁净的载玻片,用记号笔在载玻片的背面画出涂抹范围,做好标记,以无菌操作方法用接种环取出菌液 1~2 环,注意勿使沾有菌液的接种环触及试管壁及试管口。将接种环上之菌液涂于载玻片上,制成的菌膜直径约 1 cm。玻片要洁净无油,否则菌液涂不开。涂片不宜过厚,以免脱色不完全造成假阳性。

2. 自然干燥 涂片最好自然干燥,如需加速干燥,也可将涂面向上,小心地放置离火焰 20 cm 处,远离火焰上方微加温略烘促使干燥(切勿加热过度,以防将标本烧枯)。

3. 固定 标本干燥后,常用加热固定法。在火焰的最热部分让玻片有菌膜的面向上,通过酒精灯火焰 3 次(约 2~3 s),固定之目的是使细菌蛋白变性,菌体牢固黏附于玻片上,以免在染色或水洗过程中被冲掉,还可杀死细菌,改变菌体对染料的通透性。

4. 初染 滴加结晶紫于涂面上,覆盖涂面,室温染色 1 min,倾去染色液,用自来水冲洗。

5. 媒染 滴加碘液媒染约 1 min,水洗。目的是使革兰碘液与结晶紫发生化学反应,形成大分子复合物。

6. 脱色 加 95% 酒精脱色,时间 20~30 s,一般不要超过 40 s。脱色时间一到立即水洗,终止脱色,将载玻片上水甩净。

7. 复染 在涂片上滴加稀释复红染液 1~2 滴,作用约 30 s 后水洗,然后用吸水纸吸干。

8. 镜检 干燥后,玻片上滴加香波油,用油镜观察。

(三) 实验结果判定与分析

菌体被染成蓝紫色的是革兰阳性菌(G$^-$),被染成红色的为革兰阴性菌(G$^+$)。

(四) 注意事项

(1) 酒精脱色是革兰染色操作的关键环节。如脱色过度,革兰阳性菌也可被脱色而染成阴性菌,如脱色时间过短,革兰阴性菌也会被染成革兰阳性菌。脱色时间的长短还受涂片厚薄的影响,一般涂片时取菌要少,涂片薄而均匀为好。

(2) 所有染色液应防止水分蒸发而影响浓度,特别是碘液久存或受光作用后易失去媒染作用。脱色酒精以 95% 浓度为宜,若瓶密封不良或涂片上积水过多,可使酒精浓度下降而减弱其脱色能力。

(3) 被检菌的培养条件、培养基成分、菌龄的不同等原因会影响染色结果,若菌龄太老,由于菌体死亡或自溶常使革兰阳性菌转呈阴性反应,所以被检菌的菌龄一般最好在 18~24 h 之内。

(五) 溶液配制

1. 结晶紫染液 取配好的结晶紫酒精饱和液 20 ml 和 1% 草酸铵水溶液 80 ml 混合即成,置瓶中备用。

2. Lugol 碘液 先将碘化钾 2 g 溶于 100 ml 蒸馏水中,再加碘 1 g,用力摇匀待溶解后加蒸馏水至

300 ml 即成。

3. 石炭酸复红稀释液　碱性复红 4 g,溶于 95％酒精 100 ml,作成饱和溶液,再取该饱和液 10 ml 与 5％石炭酸溶液 90 ml 混匀配制成石炭酸复红染液。取 100 ml 石炭酸复红染液加 900 ml 蒸馏水即为稀释复红染液。上述各种染液配成后,均需用滤纸过滤后使用,染液应贮存于棕色瓶内。

二　抗酸染色

结核分枝杆菌是引起结核病的病原体,菌体细长略弯曲,有分枝生长趋势,因其细胞壁含有大量脂质及分枝菌酸,包围在肽聚糖的外面,一般不易着色,要经过加热和延长染色时间来促使其着色。但结核分枝菌酸与染料结合后,就很难被酸性脱色剂脱色,故名抗酸染色。

(一) 实验原理

抗酸染色法是在加热条件下使分枝菌酸与石炭酸复红牢固结合成复合物,使菌体着红色。脱色阶段用 3％盐酸酒精处理,使杂菌或组织细胞脱去颜色,而结核分枝杆菌的多量分枝菌酸能抵抗盐酸酒精脱色,因此菌体仍保持红色。当再加碱性美兰复染后,分枝杆菌仍然为红色,而其他细菌及背景中的物质为蓝色。

通过抗酸染色,可以将抗酸性细菌和其他非抗酸性细菌染上不同的颜色,可用于抗酸菌的形态学鉴定。

(二) 操作步骤

1. 涂片　取洁净的竹签蘸取痰中血丝或脓性痰,在清洁无油脂玻片上涂开。涂抹区约拇指盖大。用过的竹签放到空平皿内待高压灭菌。

2. 干燥、固定　同革兰染色步骤。

3. 染色

(1) 初染:滴加数滴石炭酸复红液后,将标本片放在火焰高处徐徐加温,当涂片上液体出现蒸汽时离开火焰(切不可煮沸),待玻片稍冷却后补充染液(以防干燥或玻片断裂),如此维持染色约 5 min,待玻片冷却后用水冲洗,甩干。

(2) 脱色:用 3％盐酸酒精脱色,轻轻晃动玻片,至涂抹均匀部位基本没有红色再脱下为止,水洗,甩干。

(3) 复染:滴加数滴碱性亚甲蓝液于涂片上,作用 1 min 后,水洗,然后用吸水纸印干。

4. 镜检　干燥后,玻片上滴加香波油,用油镜观察。

(三) 实验结果判定与分析

结核杆菌呈现细长,略有弯曲的红色菌体(＋),大多分散排列,有的可表现出分枝特征,有的菌体表现有多数浓染颗粒,其他细菌和背景物质为蓝色(一)(图 6-5)。

镜检结果分级报告标准如下:

抗酸杆菌阴性(一):连续观察 300 个不同视野未发现抗酸杆菌。

报告抗酸杆菌菌数:1～8 条/300 视野。

抗酸杆菌阳性(1+):3～9 条/100 视野。

抗酸杆菌阳性(2+):1～9 条抗酸杆菌/10 视野。

抗酸杆菌阳性(3+):1～9 条抗酸杆菌/每视野。

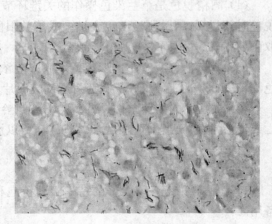

图 6-5　结核杆菌的抗酸染色

抗酸杆菌阳性(4+)：≥10 条抗酸杆菌/每视野。

(四)注意事项

(1) 每张载玻片只允许涂 1 份标本,不得涂 2 份或 2 份以上标本,以免染色过程中菌体脱落而导致阴阳结果混淆。使用过的玻片要彻底清洗干净后才能再次使用,以防抗酸菌残留在玻片上。

(2) 抗酸染色时切勿使用染色缸。用于吸水的滤纸只能 1 片 1 张,不可重复使用。镜检时每检查 1 份标本后,均需揩拭油镜头。滴加香柏油的玻璃棒或竹签不得触及玻片。

(3) 抗酸染色时,加热过程中不能让液体沸腾,冲洗时要等玻片冷却后冲洗,避免玻片炸裂。

(4) 脱色剂脱色时间宁长勿短,结核分枝杆菌脱色时间长至 10～20 min 而不被脱色,而非抗酸菌则易脱色,故延长脱色时间有一定的鉴别作用。

(5) 为了防止实验室感染,可先将待检的结核分枝杆菌标本高压灭菌后,涂片染色。这样既安全又不影响实验结果。

(五)溶液配制

1. 石炭酸复红液 碱性复红 4 g,溶于 95％酒精 100 ml,作成饱和溶液,再取该饱和液 10 ml 与 5％石炭酸溶液 90 ml 混匀即成。

2. 3％盐酸酒精液 浓盐酸 3 ml 加入 95％酒精 97 ml 中即成。

3. 吕氏亚甲蓝染色液 亚甲蓝 2 g,溶于 95％酒精 100 ml 中,作成饱和液。再取该饱和液 30 ml 与 0.01％氢氧化钾水溶液 100 ml 混合均匀即可。

三 特殊染色(荚膜染色)

下面仅介绍 Hiss 荚膜染色法。

荚膜是某些细菌细胞的特殊构造,是指包被于细菌细胞壁外面的一层厚度不定的透明黏液状或胶质状物质。荚膜不易被普通染色法染色,需经特殊染色法染色后才能着色,易于观察。

1. 实验原理 首先以结晶紫作为初染剂,加于未经热固定的涂片上,此时菌体与荚膜均会染色暗紫色。再以 20％硫酸铜为脱色剂与复染剂。由于荚膜为非离子性,经初染后染剂仅微弱附着于荚膜上,荚膜物质具有高度水溶性,因此使用硫酸铜而不用酒精为脱色剂。它可以除去过剩的初染液和附着于荚膜的染液,但无法移除与细胞壁结合的初染剂。此时硫酸铜亦为复染剂,使其吸附于已脱色的荚膜物质,最后可得淡紫色或无色的荚膜及深紫色的菌体。

2. 操作步骤

(1) 涂片:将荚膜菌涂片,在空气中自然干燥,无需加热固定。

(2) 染色

1) 滴加结晶紫染液,在火焰上微微加热,使玻片上染液冒蒸气为止,不要水洗。

2) 以 20％硫酸铜溶液冲洗染液,切勿用水冲洗,用吸水纸吸干。

(3) 镜检:干燥后,玻片上滴加香波油,用油镜观察。

3. 实验结果判定与分析 细菌菌体呈紫色,荚膜呈淡紫色或无色。

4. 注意事项

(1) 不能加热固定,否则荚膜受热失水收缩,失去原形。

(2) 涂片不要用力过猛,不要滴加水,以防破坏荚膜。

(3) 要用硫酸铜溶液冲洗,切勿水洗。

5. 溶液配制

(1) 结晶紫染液

1）结晶紫酒精饱和液：取 14 g 结晶紫溶于 100 ml 95％的酒精内。

2）1％草酸铵水溶液：草酸铵 0.8 g 溶于 80 ml 蒸馏水中。

3）将已配好的 1）液 20 ml 和 2）液 80 ml 混合即成，置瓶中备用。

（2）20％硫酸铜溶液：取硫酸铜 31.3 g，溶于少量蒸馏水后，加水稀释到 100 ml，即成 20％硫酸铜脱色剂。

四　其他染色

单染色法：所谓单染色法是利用单一染料对细菌进行染色的一种方法。此法操作简便，适用于菌体一般形态的观察。

在中性、碱性或弱酸性溶液中，细菌细胞通常带负电荷，所以常用碱性染料进行染色。碱性染料并不是碱，和其他染料一样是一种盐，电离时染料离子带正电，易与带负电荷的细菌结合而使细菌着色。例如，亚甲蓝实际上是氯化亚甲蓝盐，它可被电离成正、负离子。

带正电荷的染料离子可使细菌细胞染成蓝色。常用的碱性染料除亚甲蓝外，还有结晶紫、碱性复红、番红（又称沙黄）等。

细菌体积小，较透明，如未经染色常不易识别，而经着色后，与背景形成鲜明的对比，使易于在显微镜下进行观察。

1. 单染色法的操作步骤

（1）涂片：用灼烧灭菌冷却后的接种环挑取少量菌体与水滴充分混匀，涂成极薄的菌膜。

（2）干燥：可自然晾干，或将涂片置于火焰高处微热烘干，但不能直接在火焰上烘烤。

（3）固定：手执玻片一端，有菌膜的一面朝上，通过迅速通过火焰 2～3 次（用手指触涂片反面，以不烫手为宜）。

（4）染色：加适量（以盖满菌膜为度）结晶紫染色液，染 1～2 min。

（5）水洗：用自来冲洗至流下的水中无染色液的颜色时为止。

（6）镜检：干燥后，玻片上滴加香波油，用油镜观察。

2. 实验结果判定与分析　显微镜下可见细菌被染成紫色。

3. 注意事项

（1）涂片时，无菌水及取菌不宜过多，涂片应尽可能均匀。

（2）水洗步骤水流不宜过大，以免涂片薄膜脱落。

（曹　雪　张　戎　董晓宇）

21 世纪是生命科学的时代,而一切生命现象都是以细胞为基础,有了细胞才有完整的生命活动。因此,细胞是生命科学研究的重要对象。

研究细胞有多种方式和途径,其中细胞培养能直接反映细胞的活动规律,以及部分机体发生的各种信息。因此,细胞培养是生命科学研究中非常重要的一门技术。细胞培养于 20 世纪 30 年代传入我国,20 世纪 50 年代后,组织培养也在我国逐步开展起来,成为生物学、医学和药学研究最基本和有效的手段。组织或细胞培养包括植物和动物的组织或细胞培养。本章仅介绍动物的组织和细胞培养。

第一节 细胞培养的常用试剂

动物细胞(组织)培养技术,是从动物体内取出细胞(组织),模拟体内的生理环境,在无菌、适温和丰富的营养条件下,使离体细胞(组织)生存、生长并维持结构和功能。细胞培养中除细胞赖以生存的培养基(液)外,还需要使用大量试剂,包括平衡盐、消化液、生长因子及其他的添加剂等。

一 合成培养基

(一)合成培养基种类

1. MEM 也称低限量 Eagle 培养基,含有 12 种必需氨基酸、谷氨酰胺、8 种维生素和必要的无机盐,成分简单,易于添加或减少某些成分以适应某些特殊细胞的培养。

2. DMEM 是一种含各种氨基酸和葡萄糖的培养基,是在 MEM 培养基的基础上研制而成(表7-1)。与 MEM 比较增加了各种成分用量,即氨基酸含量为 MEM 培养基的 2 倍,并且含有非必需氨基酸,如甘氨酸等。维生素含量是 MEM 培养基的 4 倍。含有糖酵解途径中的重要代谢物-丙酮酸及微量的铁离子。DMEM 培养基分为高糖型(低于 4500 g/L)和低糖型(低于 1 000 g/L)。其中高糖型有利于细胞停泊于一个位置生长,适合生长较快、附着稍差的肿瘤细胞等。DMEM 培养基现已广泛应用于多种细胞的培养,包括 3T6、A9、BALB/3T3、COS-1、COS-3、L6、WEHI-3b 等。

表 7-1 不同种类 DMEM 培养基包含营养成分的差异

序号	化合物名称	含量(mg/L)			序号	化合物名称	含量(mg/L)		
		A	H	L			A	H	L
1	无水氯化钙·2H_2O	265	200	200	5	氯化钾	400	400	400
2	硝酸铁·9H_2O	0.1	0.1	0.1	6	无水磷酸二氢钠	109	125	125
3	氯化钠	6 400	6 400	6 400	7	丁二酸	75	0	0
4	无水硫酸镁	97.67	97.67	97.67	8	丁二酸钠	100	0	0

续　表

序号	化合物名称	含量(mg/L)			序号	化合物名称	含量(mg/L)		
		A	H	L			A	H	L
9	L-盐酸精氨酸	84	84	84	23	L-谷氨酰胺	0	584	584
10	L-盐酸胱氨酸	63	63	63	24	D-泛酸钙	4	4	4
11	甘氨酸	30	30	30	25	酒石酸胆碱	7.2	0	0
12	L-盐酸组氨酸	42	42	42	26	叶酸	4	4	4
13	L-亮氨酸	105	105	105	27	肌醇	7.2	7.2	7.2
14	L-异亮氨酸	105	105	105	28	烟酰胺	4	4	4
15	L-盐酸赖氨酸	146	146	146	29	核黄素	0.4	0.4	0.4
16	L-甲硫氨酸	30	30	30	30	盐酸吡哆辛	4	4	4
17	L-苯丙氨酸	66	66	66	31	盐酸硫胺	4	4	4
18	L-丝氨酸	42	42	42	32	丙酮酸钠	110	110	110
19	L-缬氨酸	94	94	94	33	葡萄糖	1 000	4 500	1 000
20	L-色氨酸	16	16	16	34	酚红	9.3	15	15
21	L-苏氨酸	95	95	95	35	L-酪氨酸钠盐	0	104	104
22	L-酪氨酸	72	0	0	36	氯化胆碱	0	4	4

3. RPMI1640　是 Moore 等人在 20 世纪 60 年代研发的。RPMI 是他们当时工作的研究所 Roswell Park Memorial Institute 的缩写,代指洛斯维公园纪念研究所。RPMI 就是他们研发的一类细胞培养基,1640 是培养基的代号。最初为培养小鼠白血病细胞而研制,并经多次改良,RPMI1640 已适合于多种细胞的生长,包括肿瘤细胞及正常细胞,是目前应用最为广泛的合成培养基之一,其具体成分见表 7－2。

表 7－2　RPMI－1640 细胞培养基成分(配制时添加碳酸氢钠 2 000 mg/L)

序号	化合物名称	含量(mg/L)	序号	化合物名称	含量(mg/L)	序号	化合物名称	含量(mg/L)
1	L-精氨酸	290	14	L-脯氨酸	20	27	还原谷胱甘肽	1
2	L-门冬酰胺	20	15	L-丝氨酸	30	28	酚红	5
3	L-门冬氨酸	50	16	L-缬氨酸	20	29	甘氨酸	10
4	L-胱氨酸二盐酸盐	65.15	17	L-色氨酸	5	30	生物素	0.2
5	L-谷氨酸	20	18	L-酪氨酸	23.19	31	D-泛酸钙	0.25
6	L-谷氨酰胺	300	19	L-苏氨酸	20	32	烟酰胺	1
7	L-组氨酸	15	20	对氨基苯甲酸	1	33	i-肌醇	35
8	L-羟脯氨酸	20	21	硝酸钙	100	34	叶酸	1
9	L-亮氨酸	50	22	无水硫酸镁	48.84	35	氯化胆碱	3
10	L-异亮氨酸	50	23	无水磷酸二氢钠	676.1	36	核黄素	0.2
11	L-赖氨酸盐酸盐	40	24	氯化钠	6 000	37	盐酸吡哆醇	1
12	L-苯丙氨酸	15	25	氯化钾	400	38	盐酸硫胺素	1
13	L-甲硫氨酸	15	26	葡萄糖	2 000	39	维生素 B_{12}	0.005

4. Ham F10、Ham F12　1962 年,Ham 研发了针对小鼠二倍体细胞克隆化的 F7 培养基。此后改良为 F10 培养基,此培养基不仅适合小鼠二倍体细胞,也适合人类二倍体细胞的培养。Ham 在 1965 年继而研制成了 F12 培养基,这种培养基在配方中加入了一些微量元素和无机离子,可在加入很少的血清

的情况下使用,尤其适合进行单细胞培养和克隆化培养,是无血清培养时常用的合成培养基。

5. MoCoy's 5A 是 MoCoy's T. A 等人研制成功的,是一种针对于肉瘤细胞设计的培养基。后来发现,它也适合于原代细胞、较难培养细胞的培养。

(二)合成培养基的配制

虽然各种合成培养基的成分不同,但商业化的干粉型培养基配制的方法基本相同。

1. 器材与试剂 滤器、滤膜、磁力搅拌器、天平、烧杯、量筒、贮液瓶、注射器、$NaHCO_3$、NaOH、HCl、培养粉。

2. 实验方法

(1) 将培养粉加入总量 1/3 的水中,并用水冲洗包装袋内面 2~3 次(冲洗液一并加入培养液中),加入磁力搅拌棒,充分搅拌至粉剂全部溶解。

(2) 按照包装说明添加一定的药品,如 $NaHCO_3$ 等。

(3) HCl 或 NaOH 调 pH 到 7.2 左右。最后定容,摇匀。

(4) 上述溶液配制好后,用滤膜正压过滤除菌。

3. 注意事项

(1) 认真阅读产品说明书,根据需要添加 $NaHCO_3$、HEPES、谷氨酰胺等成分。

(2) 配制所用的水应采用三蒸水,且确保配制过程中所需器皿严格灭菌。

(3) 配制好的培养基要马上过滤灭菌处理,无菌避光保存于 2~8℃。

二 血清

血清是现在广泛应用的天然培养基,是由血浆去除纤维蛋白而形成。血清中含有丰富的细胞生长所必需的营养物质,包括血浆蛋白、多肽、脂肪、碳水化合物、激素、无机物等,具有非常重要的功能。

(一)血清种类

组织细胞培养中最常用的是牛血清,其对大部分哺乳动物细胞均较适合,但在培养某种特殊细胞时也可选择其他动物血清,如马血清、兔血清和人血清等。

根据制备来源的不同,牛血清通常分为小牛血清、新生牛血清和胎牛血清。小牛血清是由出生 10~30 d 的小牛制备而成。新生牛血清是由出生 24 h 内的小牛制备而成。胎牛血清是指由剖宫产的胎牛血制备而成的血清。其中胎牛血清的质量最高,因为胎牛尚未与外界环境接触,血清中所含的抗体、补体等对细胞有害的成分最少,而且一些生长因子和激素等胚胎发育过程中必需的营养成分更丰富,是较难培养或对培养环境要求很苛刻细胞的首选。

(二)血清的处理和储存

血清需要正确的处理和储存,以确保发挥其应有的功效。

1. 血清的灭活 大部分血清在使用前需要灭活,一般是 56℃,30 min,主要目的是为了使血清中的补体失活,以避免其产生细胞毒效应。血清灭活后,再经过抽滤即可加入培养基中使用。

2. 血清的储存 血清一般储存在 -20℃,避免反复冻融。对于大包装的血清,可将其放在 4℃ 下融化,然后进行分装后储存于 -20℃,使用时再进行融化。融化后需尽快用完,避免在 4℃ 下长期存放。

3. 注意事项

(1) 血清融化须在 4℃ 下进行,切勿进行加热,以免产生絮状沉淀影响血清品质。

(2) 不同血清批次间可能存在差异,在使用不同批次的血清前,应对其品质进行检测。

(3) 使用浓度通常为 5%~20%,最常用的浓度为 10%,浓度太高易造成正常二倍体细胞的恶性转化。

三 平衡盐溶液

平衡盐溶液(balanced salt solution,BSS)主要是由无机盐、葡萄糖组成,是维持细胞渗透压平衡,保持 pH 稳定及提供细胞生存所需的能量和无机离子等成分。此外,还可以用作洗涤组织细胞,配制各种培养用液的基本溶液等。在配制平衡盐的过程中通常会加入少量酚红作为酸碱指示剂,用于观察培养过程中溶液 pH 的改变。

目前最常用的 BSS 是 Hank's 液、D-Hank's 液、PBS 液等。现介绍几种常用的 BSS 配制方法。

(一)器材与试剂

天平、量筒、烧杯、NaCl、KCl、Na_2HPO_4、KH_2PO_4、$CaCl_2$、$NaHCO_3$、$MgSO_4 \cdot 7H_2O$、$MgCl_2 \cdot 6H_2O$、NaOH、HCl、酚红、葡萄糖。

(二)实验方法

1. Hank's 液　常用的平衡盐溶液之一,主要用于配制培养液、稀释剂和细胞清洗液。

(1)称取 NaCl 160 g、$MgSO_4 \cdot 7H_2O$ 2 g、KCl 8 g、$MgCl_2 \cdot 6H_2O$ 2 g 和 $CaCl_2$ 2.8 g,溶于 1 000 ml,配制成 A 液体。

(2)称取 $Na_2HPO_4 \cdot 12H_2O$ 3.04 g、KH_2PO_4 1.2 g、葡萄糖 20 g,溶于 800 ml 水中;然后称取0.4 g 酚红,置研钵中,逐滴加入 0.1 mol/L NaOH,研磨至完全溶解,定容至 100 ml;将上述两者混合,最后定容至 1 000 ml,配制成 B 液体。

(3)取溶液 A 1 份,溶液 B 1 份,水 18 份,充分混匀后配制成应用液,高压灭菌备用。使用前用无菌的 5.6% $NaHCO_3$ 调 pH 至 7.2~7.6。

2. D-Hank's 液　无 Ca^{2+}、Mg^{2+} 的 Hank's 液,可用于配制胰蛋白酶消化液和洗涤细胞用液。

称取 NaCl 8 g、KCl 0.4 g、$Na_2HPO_4 \cdot H_2O$ 0.06 g、KH_2PO_4 0.06 g、$NaHCO_3$ 0.35 g、酚红 0.02 g,溶于 500 ml 水,完全溶解后,补足水至 1 000 ml。

3. PBS 溶液　常用的磷酸盐缓冲液,一般作为溶剂或漂洗液。

称取 KH_2PO_4 0.27 g、Na_2HPO_4 1.42 g、NaCl 8 g、KCl 0.2 g,加水约 800 ml,充分搅拌溶解。滴加 HCl 或 NaOH 将 pH 调至 7.4,加入水至 1 000 ml。

(三)注意事项

(1)配制溶液时必须待一种试剂完全溶解后再加入另一种试剂,直到所有试剂都溶解后再混匀。

(2)若配方中含有 Mg^{2+}、Ca^{2+} 离子,应先溶解这些成分。

(3)溶液配制好后应进行灭菌处理,可采用过滤或高压灭菌法。

四 消化液

在进行原代培养过程中需要消化液对从机体取下的组织进行处理,以使其解离成单个的细胞,方便后续的培养及传代。此外,在贴壁细胞的培养过程中,也需要消化液对其进行处理,使其从培养瓶或皿上脱落下来同时分离成单个的细胞,以便进行传代及扩大培养。常用的消化液主要有胰蛋白酶(胰酶)和乙二胺四乙酸二钠(EDTA),胰酶能解离细胞间的连接蛋白,EDTA 则主要通过螯合细胞间的 Mg^{2+}、Ca^{2+} 离子达到解离细胞的目的,两者联合使用可增加消化效果。现将其配制方法介绍如下。

（一）器材与试剂

滤器、滤膜、磁力搅拌器、天平、烧杯、量筒、贮液瓶、胰酶、D-Hank's 液、EDTA。

（二）实验方法

1. 胰酶消化液
（1）称取所需的胰酶，加入 D-Hank's 液，磁力搅拌器搅拌使其充分溶解。
（2）配好的胰酶溶液要在超净台内用注射滤器（0.22 μm 微孔滤膜）抽滤除菌，分装，－20℃保存。
2. EDTA 消化液
（1）称取所需的 EDTA，加入 D-Hank's 液，磁力搅拌器搅拌使其充分溶解。
（2）过滤或高压灭菌后，分装备用。

（三）注意事项

（1）常用胰酶的浓度为 0.25%，pH 为 7.2 左右；配制时使用不含 Mg^{2+}、Ca^{2+} 和血清的溶液，因为这些成分可降低胰酶的活力。
（2）常用 EDTA 的浓度为 0.02%，其不能被血清中和，消化后应通过彻底清洗将其去除，否则容易造成细胞脱落。

五　生长因子

生长因子是一类具有刺激细胞生长的活性细胞因子，可通过与特异、高亲和性的细胞膜受体结合，调节细胞生长与其他细胞功能等多种效应的多肽类物质。主要存在于血小板、各种成体、胚胎组织及大多数培养细胞中。一般培养细胞的生长需要多种生长因子顺序的协调作用，而肿瘤细胞不依赖生长因子可自主性生长。

从分泌特点上来讲，生长因子主要属于自分泌和旁分泌。生长因子有多种，例如，神经生长因子（NGF）是最先被发现的生长因子，可促进神经元的生长；表皮生长因子（EGF）可促进角质细胞的增殖；胰岛素样生长因子（IGF）可促进间充质干细胞的增殖；成纤维细胞生长因子（FGF）能促进胚胎脊髓神经元的生长等。

六　其他添加剂

进行组织细胞培养的过程中，除了合成培养基和需要添加的血清及生长因子外，有时还需添加一些其他的成分来维持细胞的正常生长，先将几种常用的添加剂介绍如下。

（一）NaHCO₃ 溶液

$NaHCO_3$ 是组织细胞培养基中必须添加的成分，常用来调节培养基的 pH，帮助组织细胞的培养基在 5% 的 CO_2 环境下维持 pH 的相对稳定。

（二）HEPES 溶液

HEPES 是一种弱酸类物质，常用来防止组织细胞培养基 pH 的快速变动，通常配制成 100 倍浓缩的储液备用，使用浓度为 0.01～0.05 mol/L。

（三）谷氨酰胺

谷氨酰胺在细胞代谢过程中发挥重要的作用，由于其易分解不稳定，因此，虽然合成培养基中一般都含有谷氨酰胺仍需在临用前补充添加。谷氨酰胺一般配成 100 倍浓缩的储液，过滤除菌后−20℃保存备用。谷氨酰胺的使用终浓度为 0.002 mol/L。

第二节　细胞培养

细胞培养技术现已广泛地应用于医学、生物学等领域。通过对体外培养的细胞进行观察，研究分析细胞的生长、繁殖、分化及衰老等过程的形态和功能变化，可探知细胞内基因及其产物的表达、调控、定位、运动以及细胞癌变、衰老与药物的作用机制等。因此，细胞培养在现代医学研究中具有重要的价值。细胞培养技术可分为原代培养和传代培养。

一　原代培养

原代培养也称初代培养，是指直接从机体取下组织细胞后立即进行培养。原代培养是建立细胞系的第一步。原代培养细胞直接取材于机体，仍然保持二倍体细胞的状态，非常适合进行药物筛选、细胞分化等实验。由于原代组织细胞培养中含有的细胞种类较多，通常可通过短暂的传代培养使后续的实验结果更稳定、更具有可比性。

（一）取材

人和动物细胞的取材是进行细胞培养的第一步，也是原代细胞培养成功的首要条件。以下是原代细胞取材的基本要求。

1. 取材的基本器材与用品　手术器械（眼科剪、组织剪、弯镊、手术刀等）、培养皿、培养基或 PBS 液等。

2. 取材的基本要求

（1）取材时应严格无菌操作，所用的器材和用品均需无菌，如所取材料疑有污染，应将其放在 4℃含高浓度抗生素（400 U/ml）的培养液内，必要时可加入适量的两性霉素 B 或 10％达克宁液，2 h 后，用 PBS 冲洗 2～3 次。取材过程中要尽量防止紫外线照射，避免接触有毒害的化学物质，如碘、汞等。

（2）尽量选用易培养的组织进行培养，通常分化低的较分化高的组织易生长，胚胎组织较成熟个体组织易培养，肿瘤组织较正常组织容易培养。

（3）取材和原代细胞制作过程中，为减少对细胞的机械损伤，要选用锋利的器械，如手术刀等将组织切碎。

（4）取材时，材料上的血液、脂肪、坏死组织、结缔组织、神经组织等应去除干净。为避免组织干燥，可将组织浸泡在少量培养液中切碎或修剪。

（5）取材的组织需尽快培养，尽量在 4～6 h 内能制作成分散细胞进行培养。因故不能即时培养，可将组织浸泡于培养液内，于 4℃存放。如组织块较大，应切碎于培养液内 4℃存放，但时间不能超过 24 h。

（6）取材同时要留好组织学和电镜标本。详细记录组织的来源、部位以及供体的情况。

（二）各类组织的取材技术

1. 皮肤和黏膜的取材　皮肤和黏膜是上皮细胞培养的重要来源，主要取自于手术过程中切除的部分组织,面积 2~4 mm²,方法与外科取断层皮片的手术操作相似,可避免局部瘢痕。

皮肤黏膜与外界相通,表面细菌、霉菌多,取材时需严格消毒,必要时要用高浓度抗生素和适量两性霉素 B 漂洗。通常,取材时不要切太厚,尽量除去所携带的皮下或黏膜下组织。

2. 内脏和实体瘤的取材 内脏除消化道外基本是无菌的,但一些实体瘤坏死,并向外破溃,有可能被细菌污染。取材时要明确和熟悉所需组织的类型和部位,除去血管、神经等不需要的部分。

3. 血液细胞的取材 血液中的白细胞是常用的培养材料,通常采用抽取静脉外周血。抽血时要严格无菌,通常采用肝素抗凝,抽血的针筒也要用肝素润湿。

4. 骨髓、羊水、胸/腹水细胞的取材 取材时严格无菌,注意抗凝。取材后,离心,用不含 Mg^{2+}、Ca^{2+} 离子的 PBS 溶液漂洗 2 次,再用培养液洗 1 次,立即培养。

5. 鼠胚组织取材 鼠胚组织是较常用的培养材料。取材要严格注意无菌消毒。先用引颈法处死动物,而后将其浸泡在 75% 酒精中,5 min 后(时间不能太长,否则酒精从口或其他通道进入体内,影响组织活力),取出动物,放在木板上,用图钉固定四肢,切开皮肤,解剖取出胚胎。

6. 鸡胚胎组织取材 通常采用 9~12 d 的胚蛋,将蛋以气室朝上,放在小烧杯中。用碘酒或 75% 酒精消毒,在无菌条件下,用剪刀打开气室,去除蛋壳,切开蛋膜,暴露出鸡胚,再用弯头镊轻挑起鸡胚,放入无菌平皿中。

(三) 分离细胞

从动物体内取出的组织,由结合紧密的多种细胞和纤维成分组成。即使将其剪碎至 1 mm³ 的组织块,也只有周边少量细胞可能生长,若要获得大量细胞,需将组织散开,分离出细胞。常用分离细胞方法如下。

1. 悬浮细胞的分离方法 组织材料为血液、羊水、胸/腹水的细胞悬液时,通常采用离心的方法分离。离心时采用 500~1 000 rpm 的低转速离心 5~10 min。若样品量大,可适当延长离心时间。速度太高,延时太长,可能会挤压或机械损伤细胞。离心后细胞用不含 Mg^{2+}、Ca^{2+} 离子的 PBS 溶液洗 2 次,培养基洗 1 次后,调整细胞密度后分瓶培养。

2. 实体组织材料的分离方法

(1) 机械分散法(图 7-1):机械分散法简便、快速,但对组织损伤较大,适用于某些纤维成分少的组织,如脑组织,部分胚胎组织等。通常采用组织用注射器针芯压挤,使细胞从不锈钢纱网孔中压出。此外,还可采用剪刀剪切,用吸管吹打分散组织细胞或者将组织充分剪碎后,放在注射器内,使细胞通过针头压出,但对组织机械损伤大。

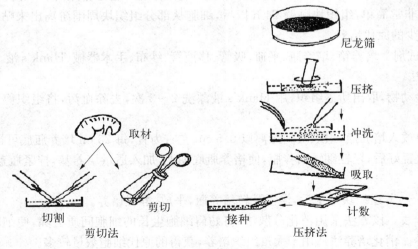

图 7-1 机械分散法

（2）消化分离法：是把组织剪切成较小体积，结合酶的生化和非酶的化学作用，进一步分散。此法可制成少量细胞群团和大量单个细胞的细胞悬液，接种培养后，细胞容易贴壁生长，成活率高。目前常用方法如下。

1）胰酶分散技术：胰酶是目前广泛应用的消化试剂。适用于胚胎、肝、肾等细胞间质较少的软组织以及传代培养的细胞。胰酶是一种胰脏制品，能使细胞间质中的蛋白质水解，使细胞离散。胰酶对细胞的消化作用，主要与 pH、温度、消化时间、细胞类型、酶的活力和浓度等有关。具体方法如下：① 将组织剪成 1～2 mm³ 左右的碎块；② 加入 30～50 倍并预温到 37℃的 0.25％的胰酶；③ 磁力搅拌器搅拌，消化时间视具体情况而定，通常消化 10～20 min；④ 消化完后将细胞悬液通过不锈钢筛网过滤，除掉大块组织；⑤ 离心，用 Hank's 液洗涤，弃去上清，洗涤 2～3 次，加入适量培养液吹打分散，细胞计数，适当浓度，接种培养瓶培养。

2）胶原酶消化法：胶原酶是从溶组织梭状芽孢杆菌中提取的，能特异性地水解胶原蛋白的三维螺旋结构，对细胞本身影响不大，适于消化纤维性组织、上皮组织以及癌组织。胶原酶不受 Ca^{2+}、Mg^{2+} 和血清成分的影响，故可用 BSS 和含血清的培养液配制。胶原酶操作简便，消化作用缓和，细胞成活率高。但胶原酶价格较高，通常使用浓度为 200 U/ml 或 0.1～0.3 mg/ml。具体方法如下：① 将组织剪成大小为 1～2 mm³ 左右的碎块；② 加入 30～50 倍体积的胶原酶溶液，密封；③ 放入 37℃水浴箱或温箱，每 3 min 震摇 1 次，消化时间视具体情况而定。待组织块分散，摇动后成细胞团或单个细胞，即可认为消化充分；④ 收集消化液，离心，弃上清，用 Hank's 液洗涤 1～2 次，加入适量培养液，细胞计数，适当的浓度分瓶培养。

3）EDTA 消化法：EDTA 是一种非酶消化物，能与细胞上的 Mg^{2+}、Ca^{2+} 离子结合形成螯合物，使细胞变圆从而分散细胞或使贴壁细胞从壁上脱离，适用于上皮组织等。EDTA 单独使用细胞易裂解或贴壁细胞从瓶壁上脱离时呈片状，有团块。通常与胰酶按 1∶1 或 2∶1 的比例混合使用。具体方法如下：① 把组织块剪碎成大小为 1～5 mm³ 左右的碎块；② 将碎块用不含 Mg^{2+}、Ca^{2+} 离子的 PBS 洗 2～3 次；③ 加入消化液，37℃水浴中消化适当时间（中途可轻摇 1～2 次）；④ 采用倾斜自然沉降或低速离心法尽量弃除消化液；⑤ 加入含有 Mg^{2+}、Ca^{2+} 离子的培养基，中止消化，漂洗 2～3 次，加入完全培养基；⑥ 采用吸管吹打或振荡法，使细胞分散，用纱网过滤后接种培养瓶培养，也可采用倾斜自然沉降5～10 min，吸取上层细胞悬液接种培养瓶培养。

（四）原代培养方法

目前，原代培养有多种方法，包括组织块培养法、消化培养法、悬浮细胞培养法等。

1. 组织块培养法　组织块培养是早期组织细胞采用的方法，也是常用、简单和高效的方法。组织块培养操作起来非常简单，组织块贴壁 24 h 以后，细胞从部分组织块周围游离出来贴壁、生长，非常适合于组织数量较少的原代培养。

（1）器材与试剂　培养箱、培养瓶、平皿、吸管、移液管、纱布、手术器械、Hank's 液、培养基。

（2）实验方法

1）处死实验动物，取出所需组织，用 Hank's 液漂洗 2～3 次，去除血污，将组织剪成或切成 1 mm³ 的小块。

2）将组织块放入培养瓶，组织块间距离以 0.5 cm 左右为宜，每 25 ml 培养瓶底可摆布 20～30 块。

3）组织块放置好后，轻轻翻转培养瓶，使培养瓶底朝上，加入适量培养基，拧紧瓶盖，放入细胞培养箱中。

4）待放置 2～4 h 组织块贴壁后，慢慢翻转培养瓶，平放、静置培养。

2. 消化培养法　该方法采用消化分散法，将妨碍细胞生长的细胞间质去除，使细胞分散形成细胞悬液，再分瓶培养。消化培养法适用于大量组织培养，获得的原代细胞数量较多。

（1）器材与试剂：培养箱、培养瓶、平皿、吸管、移液管、离心机、常规消化液、培养基。

（2）实验方法

1）采用上述消化分离法获得细胞。

2）消化过程中，如果消化液出现混浊，可用吸管吸出少量消化液于镜下观察，当组织已分散成细胞团或单个细胞时，加入 3～5 ml 培养液，终止消化作用，通过适当孔径的筛网，去除未被完全消化的大组织块。

3）收集过滤后的消化液，低速离心 5 min，弃上清，加入适量的培养基，用吸管把细胞吹散。

4）计数板计数，如细胞悬液细胞密度过大，补加培养液，分装于培养瓶中。通常大多数细胞，pH 要求在 7.2～7.4 范围，培养液呈微红色，若颜色偏黄，说明液体变酸，可用 $NaHCO_3$ 调整。

5）置于细胞培养箱中培养。

3. 悬浮细胞培养　该方法是一种非贴壁依赖性细胞的培养方式。适用于白血病细胞、骨髓细胞、胸/腹水中的癌细胞和免疫细胞等悬浮生长的细胞。

（1）器材与试剂：培养箱、培养瓶、离心管、吸管、移液管、离心机、PBS 液、培养基。

（2）实验方法

1）收集血液、羊水、胸水或腹水等的悬液材料，低速离心，5～10 min。

2）离心收集后的细胞沉淀用无 Ca^{2+}、Mg^{2+} 离子的 PBS 液洗 2 次，再用培养液洗 1 次。

3）细胞计数，调整适当细胞浓度后分瓶培养。

4. 原代培养注意事项

（1）自取材开始，要严格按照无菌操作的相关要求进行，避免污染。

（2）在超净台中，培养液等不能暴露过久，以免溶液蒸发。

（3）原代培养 1～2 d 内要密切观察是否有细菌、真菌污染发生，一旦发现应立即处理，避免污染其他培养细胞。

（五）几种细胞的培养方法

不同组织细胞的生长特性不同，结构及功能不同，在体外所需的分离方法及生长环境不同，以下是几种细胞的培养方法。

1. 神经胶质细胞的培养　神经组织由神经元和神经胶质细胞组成。神经胶质细胞包括星形胶质细胞、少突胶质细胞和少突胶质细胞，其总数是神经元的 10～50 倍，是神经组织中较易培养的成分。人、鼠等脑组织都可用于神经胶质细胞培养，可建立能传代的二倍体细胞系。通常神经胶质细胞在体外培养中生长不稳定，不易自发转化，但对外界因素较敏感，可通过诱发进行转化。

（1）器材与试剂：培养瓶、培养皿、吸管、试管、筛网、手术器械、Hank's 液、常规消化液（胰酶或胶原酶）、培养基。

（2）实验方法

1）无菌条件下，切取新生动物脑组织，剥除脑膜、血管和纤维成分，取出脑灰质或白质部分，置 Hank's 液中漂洗 1～2 次。

2）置于 30～50 倍体积的 Hank's 液中，用吸管吹打，此时脑组织较柔软，反复吹打即获得单细胞悬液。

3）室温静置 10 min，细胞和细胞团自然下沉，脂肪等杂物漂浮，弃上清，重复 2～3 次。

4）在沉降物中加入适量培养液，利用纱网或纱布过滤，收集细胞悬液，计数并调整细胞密度。

5）接种培养瓶中，置 5% CO_2 温箱中培养，细胞长满后传代。

（3）鉴定：形态学观察胶质细胞为多突起星状，免疫组化染色检测胶质细胞特有的胶质原纤维酸性蛋白呈阳性。

（4）注意事项：神经胶质细胞适应环境过程较长，贴壁过程缓慢，而且混有其他种类细胞，如成纤维细胞、内皮细胞、巨噬细胞等。经几次传代后才能逐渐形成均一的单层生长的胶质细胞。

2. **血管内皮细胞的培养** 血管内皮细胞是组成血管内腔面的单层扁平上皮的一种细胞。内皮细胞扁薄,呈多边形,边缘锯齿状,相互嵌合,沿血流纵向排列。内皮细胞易于从大血管分离培养,对研究内皮细胞再生、肿瘤促血管生长因子和心脑血管疾病等具有重要价值。培养方法主要有灌注消化法、消化刮取法、组织块消化法等,其中灌注消化法能获得高纯度的内皮细胞,适于人和动物较大血管内皮细胞的分离培养,是分离内皮细胞常用的方法。

(1) 器材与试剂:培养皿、注射器、手术器械、明胶、常规消化液(胰酶或胶原酶)、培养基。

(2) 实验方法

1) 处死动物,取颈总动脉或股动脉,长 10～15 cm,也可用人脐静脉。

2) 在立体显微镜下,剔除粘连的结缔组织,反复清洗血管腔,去除血液。

3) 将血管放入培养皿中,一端插入注射器和带橡皮管的玻璃插管,结扎固定,另一端用丝线固定。

4) 向血管中注入消化液,至血管充盈为止。在 37℃水浴中,消化 10～15 min。

5) 收集消化液,然后用培养液清洗管腔,将消化液和培养液 1 000 rpm 离心 10 min。

6) 弃去上清,加入含 20%胎牛血清的培养液,制备细胞悬液,调整细胞密度接种到铺有明胶的培养皿中,置温箱中培养。

7) 次日换液,以后每隔 2～3 d 换液 1 次,待细胞长成单层细胞,传代培养。

(3) 鉴定:1 周后,血管内皮细胞相互融合形成单层,细胞呈卵石状排列。通过免疫细胞化学技术观察第Ⅷ因子及 VEGF 受体进行鉴定,还可应用透射电镜观察 Weibel-Palade 小体及乙酰化低密度脂蛋白吞噬实验等方法进行鉴定。

3. **肿瘤细胞的培养** 肿瘤细胞培养是研究癌变机理、癌分子生物学、抗癌药物检测等极其重要的手段,在组织细胞培养中占有核心的位置。

(1) 器材与试剂:培养皿、手术器械、Hank's 液、常规消化液(胰酶或胶原酶)、培养基。

(2) 实验方法

1) 取材:培养人肿瘤细胞所用材料主要来源于外科手术或活检瘤组织。实体瘤患者可取原发肿瘤组织或转移灶,取材时要挑选活力较好的部位,避免用退变组织。有肿瘤性胸、腹腔炎患者可取胸、腹水。白血病患者可取血液或骨髓液。取材后应立即培养。

2) 肿瘤细胞培养方法:肿瘤细胞的培养方法很多,主要有组织块培养法、酶消化法、脱落细胞法等。下面介绍一下这几种方法。① 组织块培养法:无菌条件下取手术切除的肿瘤组织,用无菌的 Hank's 液清洗,将组织切成 1～2 mm³ 的小块放入预先涂有胶原培养皿中,37℃培养。② 酶消化法:将上述肿瘤组织碎块放入 0.25%胰酶中,37℃水浴消化 30 min,去除消化液,洗液洗 3 次,培养液洗 1 次,用完全培养液悬浮,制备细胞悬液,调整细胞密度接种到培养瓶中。③ 脱落细胞法:收集肿瘤组织,除去粘连的脂肪和结缔组织,用刀片将肿瘤组织切成小薄片,洗涤收集脱落的细胞,加入完全培养基,调整细胞密度接种到培养瓶中。

3) 去除成纤维细胞:肿瘤组织中常有一些成纤维细胞,培养时成纤维细胞长的较快进而影响到肿瘤细胞的生长。因此,成功去除成纤维细胞是肿瘤细胞培养成功的关键之一。

通常采用以下几种方法去除成纤维细胞。① 机械刮除法:将细胞培养瓶放在显微镜下,用橡皮刮直接去除成纤维细胞,反复数次至成纤维细胞被完全去除掉。② 反复贴壁法:主要根据肿瘤细胞较成纤维细胞贴壁慢,结合胰酶消化将成纤维细胞去除。具体方法是用胰酶消化细胞然后用无血清培养基制成细胞悬液,在培养箱中孵育 10～20 min,倾斜放置培养瓶,吸出培养液转移到另一培养瓶中继续培养,如此处理数次至成纤维细胞被完全去除。③ 消化排除法:主要根据消化时成纤维细胞较易脱落,在显微镜下观察并不停摇动,当一半细胞脱落时停止消化并吸去消化液,如此反复数次至成纤维细胞被全部去除。

(3) 鉴定:主要包括形态学观察、核型分析、细胞生长特性、软琼脂培养、异种动物接种等检测方法。

二 传代培养

原代培养的细胞汇合之后,由于空间、营养枯竭、代谢物积累等因素影响细胞的进一步生长,这时候需要将培养细胞分成小的部分,重新接种到另外的培养瓶中,再进行培养,这一过程称为传代培养。对于单层细胞的培养,80％汇合或刚汇合的细胞是较理想的传代阶段。细胞传代则要根据细胞的类型采取不同的方法,如贴壁细胞通常采用消化传代的方法,悬浮细胞通常采用直接分离或先离心沉淀再分离接种的方法。

(一) 器材与试剂

培养箱、培养瓶、平皿、吸管、移液管、台式离心机、PBS液、0.25％胰酶、培养基、贴壁培养的细胞、悬浮培养的细胞。

(二) 实验方法

1. 贴壁细胞消化传代法
(1) 吸出或弃去细胞瓶内的旧的培养基。
(2) 不含 Mg^{2+}、Ca^{2+} 离子的 PBS 漂洗细胞,加入 1 ml 胰酶液,镜下观察细胞状态,细胞变圆后加入培养基终止消化作用。
(3) 低速离心 5 min,弃上清。加入完全培养基 5 ml,吸管反复吹打瓶壁上的细胞制成细胞悬液,动作轻柔,避免细胞的机械损伤。
(4) 计数板计数后,把细胞悬液分成等份接种在新的培养瓶中,置温箱中培养。
2. 悬浮细胞的传代
(1) 直接传代法
1) 待细胞自然沉降后,吸取 1/2～2/3 培养基。
2) 将细胞吹散,计数,接种在新的培养瓶中,置温箱中培养。
(2) 离心法传代
1) 1 000 rpm 离心 5 min,收集细胞,弃去上清。
2) 加入新鲜培养基,吹打制成细胞悬液,计数后,接种在新的培养瓶中,置温箱中培养。

(三) 鉴定

通常传代后的细胞大概在 2 h 后就能附着在培养瓶壁上,2～4 d 就可在瓶内形成单层,如需要可再次进行传代。

(四) 注意事项

(1) 严格按照无菌操作的相关要求进行,避免污染。
(2) 在进行贴壁细胞的传代操作时,注意掌握细胞消化的时间。
(3) 细胞传代时要进行细胞计数,细胞接种数量要适宜。

第三节 细胞系培养

组织细胞原代培养,经过第一次传代成功后所繁殖的细胞群体,称为细胞系。若细胞系不能连续培养,生存期有限,称为有限细胞系;若能够连续传代,具有无限增殖能力的细胞系,称为连续细胞系或无限细胞系。绝大部分二倍体细胞是有限细胞系,而无限细胞系大部分已经发生异倍化,具有异倍体核型,有的可能已成为恶性细胞,本质上是发生转化的细胞系。由某种细胞系分离出来,但在性状上与原细胞系不同的细胞系,称为该细胞系的亚系。

常见的几种细胞系

（一）293 细胞

293 细胞是 1976 年加拿大 McMaster University 的 F. L. Graham 和 J. S. Miley 用 DNA 转染技术构建而成。293 细胞是用 5 型腺病毒 75 株系转化,含有 Ad5 E1 区的人胚肾亚三倍体细胞系,其 E1 区缺陷互补。目前,将腺病毒载体导入人体体内表达目的基因,对治疗心血管疾病、癌症等疾病取得了较好的效果。293 细胞的大规模培养方式主要有贴壁培养、微载体培养、无血清悬浮培养三种方式。

293 细胞是贴壁生长的上皮样细胞,在无 Ca^{2+} 或含 Ca^{2+} 培养基中都可生长,也可在血清浓度降低的培养基中生长,Ad5 和其他血清型腺病毒也可在其上增殖,一般用高糖的 DMEM 培养基培养。293 细胞比较适应酸性环境,一般 pH 在 $6.9\sim7.1$ 时,可顺利贴壁生长,但细胞贴壁较疏松。细胞生长较快,通常 1:10 传代后,1 周可以长满。293 细胞在传代 120 次以后,表型可能发生改变,有时会形成局部的细胞成团聚集,此时应重新引入新传代的细胞。体外应用 293 细胞进行细胞转染时,一般采用磷酸钙法转染,当 293 细胞生长到 1/2 或 2/3 时进行转染,若全部长满细胞培养盘时,加入磷酸钙就会使 293 细胞大量脱落。

（二）神经胶质瘤细胞

神经胶质瘤简称胶质瘤,发生于神经外胚层,是颅内最常见的恶性肿瘤。神经胶质瘤细胞的培养于由 Fish 1925 年首次培养成功。现今已建立了许多胶质瘤品系,如 SHG-44、U251、U87、U118、T98、C6 等。目前,常用神经胶质瘤细胞的培养方法主要有:单层细胞培养、三维/立体培养和联合培养等。其中最常用的培养方式是单层细胞培养。

单层细胞培养可分为原代培养和传代培养。原代单层细胞培养主要有组织块原代培养和单细胞悬液法培养两种方法。前者是将胶质瘤组织块贴附在培养瓶中,通常 $1\sim2$ d 后组织块边缘会有细胞游出,将游出的细胞进行培养即可。后者是通过机械分离或酶消化法或两者结合的方法将组织块分离成单细胞悬液,再接种于培养瓶中进行培养。传代的单层细胞培养是将传代的细胞用胰酶消化吹打后,接种于培养瓶内,补足培养液。此外,还有一些其他的培养方法,如单细胞分离培养法、加支持物培养法和悬浮培养法等。

（三）人乳腺癌细胞系

乳腺癌细胞系作为重要的研究工具现已得到了广泛的应用。目前已建立了多种肿瘤细胞系,包括 MCF-7、T47D、MDA-MB-453 等。

人乳腺癌细胞系 MCF-7 建系于 1970 年,来源于乳腺癌转移造成的胸腔积液,呈多边形,贴壁生长,生长速度快。MCF-7 细胞保留了多个分化了的乳腺上皮的特性,通常培养于含 10% 优质胎牛血清的 MEM 培养基中,置于 37℃、5%CO_2 饱和湿度的培养箱中孵育。细胞汇合到 70%~80% 满时采用胰酶消化法进行细胞传代。

（四）人肝癌细胞系

目前已建立了多种肝癌细胞系,包括 HepG2、BEL7402、CSQT-1、EH-H1、SMMC7721 等。

HepG2 细胞来源于一个 15 岁白人的肝癌组织，为上皮形，广泛用于肝癌病理、遗传毒理及药理等多方面研究。HepG2 细胞分泌多种血浆蛋白，如清蛋白、血纤维蛋白溶酶原、铁传递蛋白等，通常培养于含 10%优质胎牛血清的 MEM 培养基中，贴壁生长较快，置于 37℃、5%CO_2 饱和湿度的培养箱中孵育。

（五）人胃癌细胞系

目前，建立的胃癌细胞系主要包括 MGC80 - 3、BGC - 823、MKN - 45、SGC7901 等。

人胃癌细胞系 MGC - 803 来源于一位 53 岁原发性胃低分化黏液样腺癌男性患者，为贴壁生长的上皮形细胞。MGC - 803 细胞通常培养于含 10%优质胎牛血清的 RPMI - 1640 中，置于 37℃、5%CO_2 饱和湿度的培养箱中孵育。

（六）人脐静脉内皮细胞系

血管内皮细胞在人体多种生理及病理过程中发挥重要作用，其中应用最广泛的是人脐静脉内皮细胞，其提取于人脐带静脉组织，目前，建立的人脐静脉内皮细胞系主要为 EA. hy926 等。

EA. hy926 建系于 1983 年，为贴壁生长的内皮细胞，作为工具细胞已经被广泛应用于多种研究。EA. hy926 细胞通常培养于含 10%优质胎牛血清的 DMEM 培养基中，置于 37℃、5%CO_2 饱和湿度的培养箱中孵育即可。

（七）胰岛 β 细胞系

近年来通过利用胰岛素瘤细胞、转基因技术以及对功能缺陷的胰岛细胞或非胰岛细胞进行基因改造等方法，已成功建立一些胰岛 β 细胞系，包括 INS - 1、RIN、HIT - T15 等。

INS - 1 细胞系来源于辐射诱导的胰岛 β 细胞瘤，具有胰岛素 β 细胞的许多重要特性，被广泛应用于胰岛素分泌机制的研究。INS - 1 细胞通常培养于含 10%优质胎牛血清的 RPMI - 1640 中，可置于 37℃、5%CO_2 饱和湿度的培养箱中孵育。

附

一　血细胞计数板测定细胞数目

细胞计数法是细胞生物学实验的一项基本技术。通过细胞计数可以计算细胞的增殖度，调整细胞的浓度和数量。通常采用血细胞计数板的方法对细胞进行计数。

（一）器材与试剂

显微镜、血细胞计数板、吸管、细胞悬液、消化液（0.25%胰酶液）、无血清培养液。

（二）实验方法

1. 准备计数板　将血细胞计数板及盖片擦拭干净，并将盖片盖在计数槽上。

2. 制备细胞悬液　用吸管吸出培养液，加入消化液，37℃消化数分钟，加入一定量培养液，制成细胞悬液。悬浮培养细胞可以直接制成细胞悬液。

3. 加样　用吸管将待测细胞悬液吹匀，吸取少量细胞悬液，沿盖片边缘缓慢滴入，使悬液充满盖片和计数板之间，注意盖片下不能有气泡，悬液也不能流入其他槽中。

4. 计数　显微镜下，用 10×物镜观察，计算计数板四大格细胞的总数，只计左侧和上方的压线细胞，不计右侧和下方的压线细胞。

5. 清洗　清洗计数板和盖玻片,并用擦镜纸擦干。

6. 计算　细胞数/ml＝4 大格细胞总数/4×稀释倍数×10^4(计数板中每一大格的容积为 $1×10^{-4}$ml)

细胞计数除用血细胞计数板法计数,近年来,还出现了电子计数仪,操作简便,主要原理是细胞穿过计数仪的微孔改变流经微孔的电流,产生脉冲信号,计数仪以此进行分类和计数。

(三)注意事项

(1)显微镜下观察细胞消化程度,使细胞分散良好,制成单个细胞悬液,以免影响计数结果。

(2)细胞悬液取样前要充分混匀,避免计数结果出现误差。

(3)显微镜下有可能出现由 2 个以上细胞组成的细胞团,应按单个细胞计算,若细胞团占 10％以上,说明消化不充分,需重新制备细胞悬液。

(4)每个大方格的细胞数量以 20～50 个为宜,浓度太大或太少,都需重新稀释再次计数,提高细胞计数的速度和精确度。

二　台盼蓝检测细胞活性

细胞在分离、传代、冻存、复苏等过程中都可能导致细胞死亡。细胞损伤或死亡时,细胞膜通透性增大,一些染料可以进入细胞,与解体的 DNA 相结合,使其着色,而活细胞能阻止染料进入细胞。以此来鉴别死细胞和活细胞。目前最常用的检测细胞活力的方法是台盼蓝染色法。

(一)器材与试剂

吸管、血细胞计数板、显微镜、0.4％台盼蓝染液。

(二)实验方法

(1)制备细胞悬液,并适当稀释。

(2)取 0.5 ml 细胞悬液加入试管中,加入 0.5 ml 0.4％台盼蓝染液,混匀,染色 2～3 min。

(3)显微镜下血细胞计数板分别计数活细胞和死细胞。

(4)死细胞可被台盼蓝染色,镜下呈蓝色;活细胞不能被染色,镜下呈无色透明状。

细胞活力(％)＝(总细胞数－着色细胞数)/总细胞数×100％

(三)注意事项

含有台盼蓝的细胞悬液不能放置时间过长,否则,正常细胞能被染色,影响细胞活力计算结果。

(四)试剂配制

4％台盼蓝母液:称取 4 g 台盼蓝,加入少量蒸馏水研磨,加水至 100 ml,滤纸过滤,4℃保存。使用时,用 PBS 稀释 10 倍。

第四节　器　官　培　养

器官培养(organ culture)是指从供体内取出的器官、器官的一部分或器官原基,不进行组织分离,于体外环境中进行培养,并保持器官或部分组织的结构和功能。

器官培养技术始于 19 世纪末,1885 年,Roux 用生理盐水培养鸡胚的神经板。1897 年,Leob 用血浆凝块培养兔的肝、肾、甲状腺等器官。1914 年,Thompson 用悬滴培养法培养鸡胚的脚趾、羽毛等器官,使之在体外条件下生长并出现形态的分化。此后,器官培养技术迅速发展,培养材料来源不断丰富,包括脊椎动物的多种胚胎器官以及胚胎以外的成体器官等。培养基来源和成分也不断改进,相继出现了半固体、液体培养基。器官培养的方法也逐步改进,包括表玻皿法、擦镜纸法、滤纸层析法和灌流式器官培养法等。

器官培养可以直接观察体外环境下器官、组织的生长与变化,也可研究不同外界条件对组织器官的影响。与细胞培养相比,更接近机体内的生长情况,目前广泛应用于生物科学及医学等领域。

一 器官培养的取材

正确的器官取材是器官培养成功的首要条件。以下是器官培养取材的基本要求。

(1)取材过程中应保持无菌环境以及无菌操作。取材时所用的器材和用品,如剪刀、止血钳、盛材料的器皿、溶液等必须无菌。

(2)培养材料的体积一般在 8 mm³ 以下,体积过大,易使培养器官组织中心因缺乏营养或氧气而坏死。对于动物的大多成体器官,仅能取器官的一部分进行培养。而胚胎器官对氧气的需求量较低,能量主要来源于糖酵解,因此,可以作为整体,也可取其一部分进行培养。胚胎器官培养时,要根据培养的目的来确定材料的大小,因为材料的体积会影响其分化的方向及进程。如培养鸡胚胚盘时,体积较大的胚盘倾向神经组织分化,体积较小则倾向形成角化的表皮细胞或肠样细胞。

(3)取材时应尽量保持材料的完整性,避免操作对材料的损伤。所取材料创面要平整,具有立体三维结构特征,需能反映出原器官的结构功能等特点。如对皮肤取材时,应据皮肤的结构层次,取得包括表皮、真皮以及皮肤其他附属部分结构的皮片。

(4)取材料要保持新鲜,材料离体后要尽快培养。若材料来自手术,应在组织离体后 30 min 内,将材料放入低温培养基或缓冲液中,即刻培养。

二 器官培养的培养基

器官培养的培养基从来源上可分为天然培养基和合成培养基。天然培养基含有很多能促进器官生长、发育以及分化的因子,在器官培养尤其是胚胎器官培养中起着重要的作用。目前,常用的天然培养基主要有动物血清、鸡血浆、鸡胚胎汁等。适用于器官培养的合成培养基很多,但培养器官的类型不同,所需培养基的种类也不同,如 BGJ 培养基常用于鸡胚长骨的培养。1066 培养基适用于成年器官的培养。通常在适用合成培养基时需要加入天然培养基,加入的比例以及种类根据培养器官的类型而定。

为使培养器官更好的生长,保持器官的结构,器官培养过程中需加入一些细胞因子、激素、维生素等物质。如在牙胚培养过程中,添加胰岛素样和血小板源性生长因子后,牙胚细胞的分化能力增强,生长速度加快。

三 器官培养环境中的气体

二氧化碳和氧气是器官培养中起重要作用的气体。二氧化碳的作用主要是维持培养基的酸碱平衡,通常所用的浓度为 5%,可与氧气、氮气或空气混合使用。

氧气在培养基中的溶解度直接影响到培养器官体积的大小及存活时间。不同的培养器官对氧气的需求不同,一般通过加注纯氧,提高培养环境的氧分压,促进培养基中氧的溶解量。大多成体器官及某些胚胎器官培养时,氧分压通常为 95%,然而一些器官的培养需要在氧分压较低的环境中进行,氧分压过高,会对细胞造成损害。如胚胎皮肤培养时氧分压通常为 35%。

四　器官培养的支持物

培养器官支持物主要作用是保持培养器官的三维结构,抑制培养过程中细胞的迁移。目前较为常用的培养支持物是琼脂,主要是由于琼脂表面光滑,与培养器官黏附较弱。通常直接将培养器官种植于琼脂上,抑制细胞的迁移。也可将培养器官包裹于琼脂块中,这样不仅可以限制细胞迁移,而且可对培养基中营养物质向培养器官渗透无影响。

此外,将培养器官放置于网络状支持物上,减少附着面积,或将培养器官移到新的支持物上,更换附着面,都可抑制细胞迁移。

五　器官培养方法

器官培养的方法很多,其中最常用的是格栅培养法(网状支架培养法)。下面介绍格栅培养法的步骤和操作要求。

(一)器材与试剂

培养箱、不锈钢筛网、0.5 μm 滤膜、培养皿、培养液。

(二)实验方法

(1)将不锈钢网制成的支架置于培养皿中,高度为培养皿高度的一半,将 0.5 μm 滤膜置于其表面。

(2)将培养液加入培养皿中,使其刚接触到滤膜的下面,但不要使滤膜飘起。

(3)将获取的器官组织放于滤膜上,通常厚度不要超过 200 μm,水平面积不超过 10 mm^2。

(4)将培养物放到培养箱中,同时加注氧气,调节氧分压到 90%,使培养液面与滤膜保持在相同的水平上。

(5)上述器官培养可进行 1~3 周,每隔 3~5 d 换 1 次液,之后可用于相关的实验和检测。

(6)培养完的器官组织小块,可直接取下进行石蜡包埋、冷冻切片或连同微孔滤膜一起进行组织学研究,也可进行体内移植试验等。

(三)注意事项

(1)器官培养过程中要注意观察培养液平面,尽量保持与滤膜在一致的水平上。

(2)不同的器官培养,尚需一些特殊的条件,如某些生长因子、激素等,可参考相应文献。

(3)进行器官培养时,要确保其厚度和直径适宜,以防因缺乏氧和营养而导致坏死。

第五节　细胞的冻存和复苏

细胞离开活体进行体外培养,其生物学特性将逐渐发生变化,并且随着传代次数的增加和体外环境的变化,细胞也会不断发生变化。因此,细胞冻存非常必要。细胞冻存可暂时脱离生长状态而将其特性保存起来,并且适度保存一定量的细胞,可防止培养中因细胞被污染或其他意外而使细胞丢种。细胞冻存后需要时可进行复苏。细胞复苏后可依然保持其原有的生物学活性。细胞冻存与复苏的基本原则是"慢冻快融",这样可以最大限度地保存细胞的活力。

一 冻存

冻存,即冷冻保存,是指细胞在$-70℃$以下时,其内部的酶活性停止,代谢处于完全停止状态,因此可长期保存。

(一)影响冻存细胞活性的因素

1. 细胞冻存保护剂　细胞在不加保护剂直接冻存时,内外环境中的水分会形成冰晶,会造成细胞膜和细胞器的破坏而引起细胞死亡。目前,细胞冻存多采用甘油或二甲基亚砜(DMSO)作保护剂,可使冰点降低,提高细胞膜对水的通透性,并且缓慢冷冻可使细胞内的水分在冻结前渗出细胞外,减少细胞内冰晶的形成,从而减少由于冰晶形成造成的细胞损伤。甘油和DMSO对细胞无毒性,分子量较小,溶解度较大,易穿透细胞,通常使用浓度为5%~10%。

2. 细胞悬液冷冻速度　细胞冷冻速度不同会对其产生不同的损伤。冷冻速度过快,细胞内水分来不及外渗,随着温度下降会发生细胞内结冰,产生细胞内冰晶损伤。超快速冷冻,细胞内外呈玻璃化状态,无冰晶形成或形成很小的冰晶,称为玻璃化冷冻。这种方法不会对细胞膜和细胞器造成损伤,是最为理想的冷冻方法。当冷冻速度过慢时,细胞脱水,体积缩小,超过一定程度即失去细胞活性。此外,冷冻速度过慢,还会引起细胞外溶液部分结冰,使细胞外未结冰的溶液中溶质浓度增高,产生溶液损伤。不同细胞的最适冷冻速率不同,小鼠骨髓干细胞、人红细胞的最适冷冻速率分别为$1.6℃/min$和$200℃/min$。细胞间的最适冷冻速率在1.6~$300℃/min$之间。因此,细胞冻存前,先要测定其最适冷冻速率,以获得最高的冷冻存活率。

3. 冻存温度　是指能长期保存细胞的超低温度。一般来讲,细胞储存在液氮中,温度达到$-196℃$,理论上可无限期储存。细胞储存在-80~$-70℃$冰箱中可保存1年,时间过长,细胞存活率明显降低。冰点到$-40℃$内保存细胞的效果不佳。

(二)冻存方法

1. 器材与试剂　离心机、超低温冰箱、液氮罐、吸管、离心管、2 ml冻存管、胶布、含10%~20%血清的培养基、甘油、DMSO、0.25%胰酶。

2. 实验方法

(1) 配制冻存保护液:10%甘油或DMSO与90%完全培养基混合。

(2) 取对数生长期的细胞,用胰酶液把单层生长的细胞消化下来,制备成单细胞悬液,移至离心管中。

(3) 1 000 rpm离心5 min,弃上清,收集细胞。

(4) 加入适量配制好的冻存保护液,用吸管轻轻吹打细胞混匀、计数,调节细胞的密度为$5×10^6$~$1×10^7$个/ml。

(5) 用吸管吹打将细胞混匀后分装入冻存管中,每管1~1.5 ml,裹好胶布,做标记。

(6) 冻存管旋紧密封,标明细胞的名称、代数和冻存时间等。

(7) 冻存管在4℃下存放30分钟,转放$-20℃$,1.5~2小时,再转放入$-70℃$冰箱中过夜,最后移到液氮罐内($-196℃$),并进行记录,包括冻存日期、细胞代号、冻存管数等。

3. 注意事项

(1) DMSO本身有灭菌作用,故使用前不能对其进行高压灭菌。高压灭菌反而会破坏其分子结构,降低冷冻保护效果。此外,常温下DMSO对人体有毒,操作时最好戴上手套。

(2) 冻存前细胞应具有高的活力,并且没有微生物的污染,保证冻存细胞的质量。每批细胞冻存一段时间后,要复苏1~2管,以便观察其活力及是否受到微生物的污染。

（3）—60～0℃是"危险温区"，低温损伤主要发生在这一温度范围内，因此，不宜将冻存细胞放置这一温度范围内过久。

（4）将冻存管投入液氮时，动作要轻巧，防止液氮溅出，对皮肤造成冻伤。操作过程中最好戴防冻手套、面罩、工作衣等。

（5）冻存管最好使用塑料质地，不宜使用玻璃安瓿。因为在复苏时，冻存管从—196℃的液氮中取出后，立即投入37～40℃水中，温差很大，玻璃安瓿瓶易发生爆炸危险。

二 复苏

复苏是指以一定的升温速率将冻存的细胞恢复到正常温度的过程，经复苏后细胞仍可保持其正常的结构和功能。一般来讲，复苏的速度越快越好。通常在37℃水浴中，1～2 min内完成复苏。若复苏速度过慢，细胞内外会重新形成较大的冰晶，也会暴露在高浓度的电解质溶液中时间过长，从而产生冰晶造成溶质损伤。

（一）器材与试剂

CO_2培养箱、超净工作台、恒温水浴箱、吸管、离心机、离心管、培养瓶、75%酒精、培养基。

（二）实验方法

（1）从液氮中取出冻存管，立即投入37～40℃水浴中，迅速晃动至其完全解冻。

（2）取出冻存管，用75%酒精清洁管口，将细胞悬液转移到离心管中并滴加10倍以上培养基，混匀。

（3）1 000 rpm离心5 min，弃上清，收集细胞，加入新鲜的完全培养基，吹打混匀，转移到培养瓶内，37℃培养箱静置培养。

（4）观察细胞生长情况，若死细胞较多，复苏次日应换液。细胞长满后即可进行传代培养。

（三）注意事项

（1）冻存细胞复苏时需快速融化，一旦融化后，尽快离心除去冷冻保护液，以免冷冻保护剂对细胞产生毒性。

（2）冻存管在水浴中解冻时，液面不能超过冻存管盖面，以免发生污染。

三 细胞的运输

培养细胞进行交流、交换和购买时，需依据保存方式和运输时间采用适合的运输方法。通常的运输方法有以下两种。

（一）冷冻储存运输

用液氮或干冰储存运输，需用特殊容器，细胞保存效果较好，但较麻烦。并且液氮或干冰蒸发较快，不适于长时间运输。

（二）充液法

（1）选择长势良好的细胞，根据路程、时间来选择细胞的数量，通常细胞长满1/3～1/2瓶底即可。

（2）弃去旧培养液，补充新培养液到瓶颈部，保留微量空气，密封瓶口。

（3）妥善包装、运输，防止过度震荡和冲击。通常4～5 d可达目的地者，对细胞活力无太大影响，时间过长则细胞活力下降。

（4）细胞到达目的地后，倒出多余培养液，保留维持细胞生长所需的液量，37℃培养，次日传代。

若只需短距离运输，可仅保留少量细胞液覆盖细胞单层，以防干燥，同时注意保温。

第六节　微生物污染控制

细胞污染是指培养环境中存在对细胞生存有害或造成细胞不纯的物质，导致细胞培养失败。因此，细胞培养过程中应始终注意防止污染，避免造成无法弥补的损失。细胞污染不仅包括微生物污染，还包括化学物质以及细胞种属间的污染等，其中微生物的污染在实际工作中比较常见。主要原因有操作环境不洁、培养器皿和培养液消毒不彻底以及操作不当等。本节将着重介绍微生物污染及其相应的清除方法。

一　污染的类型

（一）细菌污染

细菌污染是实验室细胞培养中常见的污染，即使在培养液中加入了抗生素（通常为预防剂量），也可能会因为操作不当而引起污染。常见污染的细菌有大肠杆菌、白色葡萄球菌、枯草杆菌、假单胞菌等。细菌污染后培养液一般会变浑浊、变黄（pH 改变），对细胞生长影响明显。倒置显微镜下观察细胞为黑色细沙状，有时在细胞表面和周围会有大量的细菌存在。污染后的细胞易发生病理改变，如胞浆内颗粒增多、增粗，最后变圆或崩溃，从瓶壁脱落死亡等。

（二）真菌污染

真菌的种类较多，常见的细胞污染的真菌有烟曲霉、毛霉菌、黑曲霉、酵母菌、孢子菌和白色念珠菌等。真菌污染后培养液中大多漂浮着白色或浅黄色的小点，一般短期内培养液不会发生混浊。倒置显微镜下可见丝状、管状以及树枝状的菌丝纵横交错在细胞间，并悬浮在培养液中。高倍镜下很多菌丝可见呈链状排列的菌珠。细胞被真菌污染后生长变慢，最后由于营养物质耗尽及其代谢产物堆积而使细胞脱落死亡。

（三）支原体污染

支原体是一种介于细菌与病毒之间，能独立生活的最小微生物，无细胞壁，最小直径 $0.2\ \mu m$，通常滤菌器无法去除。支原体形态呈多形性，光镜下不易看清它的内部结构，对青霉素有耐药性，能在 pH $7.6\sim8.0$ 的偏碱条件下生存，初期不易被察觉，常吸附或散在分布于细胞表面或细胞间。细胞受支原体污染后，因支原体无致死毒性，可长期与细胞共存。培养基一般不会出现浑浊，大多细胞无明显变化或略有变化，部分敏感细胞生长增殖速度变慢，部分细胞变圆，以致从瓶壁脱落。应及时进行处理，否则还会出现交叉污染。在购进的血清中通常有支原体的存在。怀疑支原体污染时，可用电镜、荧光染色法和微生物培养法等进行检测。

（四）病毒污染

一些传代细胞上会带有潜伏的病毒，如 Hela 细胞带有人乳头瘤病毒（HPV-18 型），HepG2.2.15 带 HBV 等。逆转录病毒等 RNA 病毒及乳多空病毒科等 DNA 病毒往往以前病毒形式整合到细胞染色体中或以质粒形式存在于胞浆中，它们可随细胞分裂而传代。此外，病毒还可由培养基，如血清或取材带入,不易发觉,镜下观察可发现细胞的病理改变。

二 污染的清除

培养细胞一旦污染,应及时处理,以防对实验室中其他细胞污染。若污染细胞价值不大,最好高压灭菌后弃之。有细胞株留存的,可寻找原因并彻底消毒操作室,重新复苏或购置细胞,再次培养。若有价值细胞被污染,或污染程度较轻,如排出污染物后细胞还可能恢复正常,则用以下方法进行清除。

(一)抗生素排除法

细胞培养中杀灭细菌的主要手段是抗生素。不同抗生素的性质不同对微生物的作用也不同,一般情况下联合用药比单独用药效果要好。有价值的细胞被污染后通常采用大于常用量 5~10 倍的加高浓度抗生素的冲洗液作用 24~48 小时,再换常规培养液。这种方法在污染早期可能会有效。

(二)加温处理

由于支原体耐热性较差,可将受支原体污染的细胞放在 41℃培养 5~10 h,不要超过 18 h,可杀灭支原体,但对细胞有不良影响。因此,在实验前先要做预试验,摸索能最大限度杀灭支原体而又对细胞影响最小的加热时间。

(三)动物体内接种

肿瘤细胞如被微生物污染可接种在同种动物的皮下或腹腔内,借助动物自身体内的免疫系统消灭污染的微生物,而肿瘤细胞在体内可继续生长,一定时间后,取出细胞,再进行原代培养繁殖。

(四)巨噬细胞吞噬法

巨噬细胞在良好的体外培养条件,可存活 7~10 d,并可分泌一些细胞生长因子,促进其他细胞的生长。此外,巨噬细胞在体外培养条件下也可吞噬微生物并将其消化。将极少量的细胞与巨噬细胞共培养,可降低微生物污染程度并有让巨噬细胞发挥清除污染的作用。本法与抗生素法联合应用效果更佳。

其他方法还有使用支原体特异性血清法、污染培养瓶中加溴尿嘧啶再用光照射法和过滤法等,但各种方法都比较麻烦,并且效果也不确定。

三 污染的预防

预防是细胞培养过程中发生污染的最好的方法。只有做好预防工作,才能将发生污染的可能性降到最低程度。

(一)培养器具、用品

用于细胞培养的器具及用品要严格清洗、消毒,真正做到无菌。

(二)实验操作

(1)实验操作前要提前 30 min,启动超净工作台及紫外消毒灯。
(2)操作者实验前要消毒双手,操作技术要熟练。
(3)要在火焰周围无菌区打开或封闭瓶口,并将瓶口在火焰上转动灼烧。
(4)操作过程中尽量不交谈、不咳嗽。
(5)吸取培养液、细胞悬液等液体时,应用不同的吸管,如吸管碰触其他污染物应更换吸管。

（6）实验结束后，整理好工作台面，并消毒擦拭工作面。

（三）其他方面

（1）新引进或自己建立的细胞应及早留种冻存，一旦污染重新复苏。

（2）定期清洗超净工作台的空气滤网，清洗消毒 CO_2 培养箱。

（3）进行多种细胞培养时，器具要严格区分，最好做好标记，按顺序进行操作，避免细胞交叉污染。

（董晓宇 张 戎 曹 雪）

第八章 组织标本的制作与染色

观察人体或动物的组织学改变必须要经过取材、固定、包埋、切片、染色和镜检等多个程序，其中任何一个环节出现问题必然会影响实验结果的观察与判断。因此，掌握组织标本切片的方法与步骤，包括染色的流程将有助于获取准确的结果。本章主要将组织的取材与固定、组织的包埋与切片以及组织切片的常规染色作一介绍。

第一节　组织的取材与固定

一　组织的取材与处理

从人或动物标本上取适当大小的组织块，供制片后进行显微镜检查。为达到诊断和判断病理变化的目的，取适当和适量的组织十分重要。

（一）取材的原则

（1）取材时间应及时，并可用速冻法或固定包埋法包埋，以防组织自溶和抗原变性。

（2）取材动作要轻，避免挤压组织，一般不用有齿镊。

（3）标本大小选择要适当，一般标本大小以 1.5 cm×1.5 cm×(0.2~0.3)cm 为宜（免疫组化标本以 1.0 cm×1.0 cm×0.2 cm 为好）；冰冻切片取材的组织块最好在 0.3~0.4 cm 的厚度为宜。

（4）特殊情况的处理：取材时应避免过多的坏死组织或血凝块；骨和钙化的组织需要先经脱钙处理。

（5）取材时要尽量清除周围多余的脂肪组织。

（6）标本应加足固定液固定标本。

（7）做冰冻切片的组织取材后应用液氮速冻，−70℃或−30℃低温冰箱保存。

（二）常用组织速冻的方法

1. 液氮法　将组织平放于适当的容器内（如标本盒），放入盛有液氮的小杯内，当组织成冻块编号存入液氮罐或−70℃冰箱，短期内应用可置于−30℃冰箱。

2. 干冰-丙酮法　将组织块放入装有 OCT 包埋剂的容器内，将丙酮倒入盛有 10 g 干冰的保温杯中调成糊状，将装有组织块的标本盒放入杯中，待包埋剂成乳白色冻块时，取出放于−70℃或−30℃冰箱保存。组织速冻时要注意：速冻的包埋剂要适量；新鲜组织不能放−10℃冰箱缓慢冷却（容易形成冰晶，破坏结构）；冷冻组织应密闭保存，防止失水；组织复温的时候，应在 37℃加温速融，自然复温易导致组织结构破坏。

二 组织的固定

(一) 固定的目的

(1) 通过添加固定剂让组织中的细胞等成分迅速死亡,防止组织自溶及细菌繁殖导致组织腐败。

(2) 使细胞内特殊物质,保持其原有结构。

(3) 组织细胞中的不同成分固定后易沉淀凝固,因折光率和对染料的亲和力不同,光镜下易于区别。

(4) 组织固定后可增加组织的硬度以易于切片。

(5) 保存组织细胞内的抗原、DNA 和 RNA,便于特殊检查。

(二) 固定液的选择

按要求将固定组织所需的化学试剂配成一定的溶液即为固定液。影响标本固定的因素很多,如组织与固定液的比例、固定时间与温度等。此外,固定液种类也很重要,并且固定液最好随配随用,并注意其酸碱度和浓度。

常用固定液的配方及适用标本见下。

1. 单纯固定液

(1) 乙醇固定液:使用时以 80％～95％ 的浓度较佳,但是其对组织渗透能力差,一般很少单独使用。优点:保存组织中的核酸强于中性福尔马林,故常用于核酸操作的实验。

(2) 4％中性甲醛(10％中性福尔马林固定液):属于最常用的固定液。一般无特殊要求的组织标本均适用,如常规 HE 及免疫组化、PCR 检查等。

40％甲醛	100 ml
无水磷酸氢二钠(Na_2HPO_4)	6.5 g
磷酸二氢钠($Na_2H_2PO_4 \cdot H_2O$)	4.0 g
蒸馏水	900 ml

2. 混合固定液(仅列举常见的几种)

(1) 乙醇-甲醛(AF)固定液:有固定兼脱水作用,固定后的标本可直接放入 95％乙醇中脱水,适用于皮下组织中肥大细胞的固定。

40％甲醛	100 ml
95％乙醇	900 ml

(2) 醋酸钠-升汞-甲醛(B5)固定液:多用于固定淋巴组织。染色前应进行脱汞沉淀处理。

无水醋酸钠	1.25 g
升汞	6.0 g
蒸馏水	90 ml

用前加入甲醛 10 ml 即可。

(3) Bouin 固定液:对组织固定较均匀,收缩很少,特别适用于乳腺、睾丸和脂肪瘤组织的固定,不会使组织变硬变脆。

饱和苦味酸水溶液	75 ml

甲醛	25 ml
冰醋酸	5 ml

（4）Carnoy 固定液：穿透力较强，能很好地固定细胞核和细胞质，特别适合固定外膜致密的组织，也适用于固定糖原和尼氏小体。

无水乙醇	60 ml
氯仿	30 ml
冰醋酸	10 ml

（5）4%多聚甲醛：多用于培养细胞的固定。

多聚甲醛	4.0 g
0.1M pH7.2 磷酸盐缓冲液	100 ml

配制时，应加温至 60℃，并不断搅拌成乳白色溶液，再滴加 2N NaOH，搅动至液体透明，再用 1N HCl 使溶液 pH 为 7.0～7.4 即可。

（6）戊二醛固定液：是电镜标本广泛使用的固定液。长时间固定组织（几周至 2 个月）不会使组织变脆。商品戊二醛常为 25%的水溶液。固定组织时可根据要求配成 1%～5%不等浓度。

2.5%戊二醛配方：

25%戊二醛水溶液	10 ml
0.2 mol/L 磷酸盐缓冲液	50 ml

蒸馏水加至 100 ml 即可。

固定时的注意事项：组织标本放入固定液时应注意以下几个方面：① 及时固定：取材后应立即投入固定液中，以期尽量保存组织细胞的形态结构与抗原性。② 液体充分：一般要求固定液量为标本体积的 6～10 倍。③ 适宜温度：一般情况下，固定温度控制在 25℃左右，低温可降低固定速度。在自动组织脱水机上可以施加恒定的温度使得在有限的时间内完成固定的进程。④ 固定的时间一般为 3～24 h，然后保存于 70%酒精中，但固定的时间应根据固定液种类、组织大小及温度而定。

第二节　组织的包埋与切片

一　石蜡切片的制作

（一）组织脱水、透明与浸蜡处理

组织经过固定后含有大量的水分，用某些溶剂将其置换出来，将有利于透明和石蜡的渗入。所需的器械是：大标本缸、浸蜡用的金属缸、脱水篮及恒温烤箱等。

1. 组织脱水的操作步骤（举例）

（1）将标本置于 10%中性福尔马林中 3 h，再移至 80%乙醇 1 h。

（2）移至 90%乙醇 1 h 后再置 95%乙醇过夜。

（3）移至无水乙醇Ⅰ中 2 h，再移至无水乙醇Ⅱ中 2 h。

（4）移至二甲苯＋无水乙醇（1∶1）中 30 min。

（5）移至二甲苯Ⅰ中 30 min，再移至二甲苯Ⅱ中 1 h。

（6）置 60℃石蜡中 1 h，移至 60℃石蜡Ⅱ中 2 h，再置 60℃石蜡Ⅲ中 1 h。

2. 组织脱水的注意事项

（1）所用的标本缸要大一些，组织块与液体之比为 1∶10。

（2）固定液、脱水剂要勤更换。

（3）二甲苯处理时间不宜过长，一般不超过 1.5 h。

（4）石蜡温度不超过 60℃。

（5）所有程序要间隔 0.5 h，插动 2～3 次，以利于脱水固定和浸蜡彻底。

（6）所有石蜡要干净无杂质。第一缸石蜡二甲苯含量高，以后将三缸石蜡前移，最后一缸更换新鲜石蜡。

（二）组织的石蜡包埋

1. 包埋的操作步骤　组织块经脱水、透明、浸蜡等处理后，用石蜡作为包埋剂将其包埋成块，使组织有一定的硬度和韧度。具体方法：

（1）将少许溶化的石蜡倒入购置的包埋托内。

（2）用镊子将浸蜡的组织块放入包埋托中央，用镊子轻压组织块使其平整。

（3）放上脱水盒，补足石蜡。

（4）自然冷却后，卸下石蜡托，装盒备用。

2. 包埋的注意事项

（1）保证包埋机和包埋托的清洁。

（2）包埋蜡的温度应为 58～60℃，操作要快，防止组织块变凉。

（3）包埋蜡中如能加入少量的蜂蜡（蜜蜡），可增加韧度利于切片。

（4）组织块放入包埋托内时要注意包埋面。一般实质性脏器的组织应把最大切面朝下包埋；食管、胃、肠等组织将壁横断面朝下包埋；如果包埋几块壁组织时，应同黏膜面方向一致。

（5）皮肤、骨等难切组织及需要连续切片的组织应单独包埋。

（6）神经、脊髓及需要定向包埋的组织应注意组织块之间的相互联系。

现已有组织包埋机（图 8-1）辅助完成包埋过程。

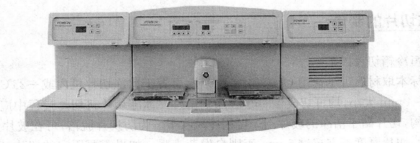

图 8-1　组织包埋机

（三）组织石蜡切片的制作

1. 切片前的准备

（1）载玻片的处理：购买的玻片一般先经清洁液浸泡 2 h 以上，处理后再用纯酒精浸泡过夜，擦干备用。

（2）检查刀片是否锋利，刀口是否平整。现在一般使用一次性刀片。

（3）蜡块修切：切片前应先修蜡块，即切去组织周围过多的石蜡，一般保留下的 2 mm 宽度的蜡边为宜。

（4）切片用品准备：主要准备好切片刀（多用一次性的）、载玻片、毛笔、记号笔或铅笔、眼科镊、组织漂烘仪（调整好水温 45℃）等。

2. 切片制作过程

（1）检查切片机厚度旋钮，固定于所要切片的厚度上（如 4 μm）。

（2）将组织块固定在切片机上，左手蜡块推进器，右手握切片机把手。

（3）先摇动蜡块推进器，后摇动转轮把手进行粗削，而后细削，将蜡块修切的光滑平整后用毛笔将蜡片扫净。

（4）左手持毛笔，右手转动切片机转轮把手。

（5）连续旋转切出蜡带，左手持毛笔将蜡带下端托起。

（6）右手用镊子夹起蜡带上端，正面向上放入 45℃的水槽（或展片仪）中。

（7）蜡带组织展平即可进行捞片，捞起的切片写上编号，放入切片架上。

（8）置于 60℃烤箱中烘烤切片 30 min（脑组织切片捞出后直立晾干，再行烤片，以避免气泡形成）。

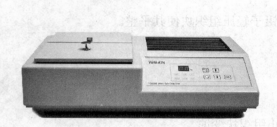

图 8-2　组织漂烘仪

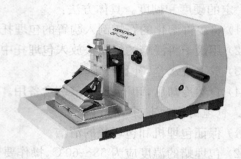

图 8-3　轮转式切片机

3. 切片的注意事项

（1）切片刀、蜡块应安装牢固。

（2）切片时要及时清洁刀口，除去蜡屑。

（3）切片刀与蜡块切面的倾斜角以 5°～10°为宜，过大切片上卷，而过小切片易皱。

（4）切片时摇动转轮不可过快，以 40～60 rpm 为宜，用力应均匀。

二　直接冰冻切片的制作

下面仅介绍恒冷箱切片。

新鲜的组织标本取材后可迅速用 OCT 包埋剂包埋，可置于冰冻切片机内或－25℃冰箱中先冷冻。组织块如果是 3～4 mm 大小，均可切成 4～6 μm 厚的薄片。冰冻切片机切片过程中应防止组织冻融，以免破坏细胞结构，切片贴于洁净的玻片上。可用冷风吹干。为防切片脱落，可在玻片上沾以 0.5%明胶，烘干后贴切片，切片厚度不宜超过 6 μm，否则自发荧光强。如果需要固定的切片，切下后可即刻固定，如用 4℃预冷的丙酮固定 3～5 min。

三　超薄切片的制作

超薄切片是指厚度小于 0.1 μm 的薄片，主要用于透射电镜观察。常用的超薄切片厚度为 50 nm。超薄切片的制作过程基本同石蜡切片，但取材组织以 1 mm×1 mm×1 mm 为宜。操作最好在 0～4℃下进行，以防止细胞自溶，切成的小块组织用镊子或牙签移至盛有固定液（如 2.5%戊二醛）中固定。如有血液或组织液，先用固定液洗几遍，然后再固定。标本可送到电镜，由专业技术人员制成超薄切片。

第三节　组织切片的常规染色

　　将组织切片浸入相应的染色液中,经过一定的时间和处理,能使组织和细胞染色不同的颜色,光镜下因折射率的不同可便于观察。常见的组织学染色方法有苏木素-伊红染色(HE 染色)等。

一　HE 染色(苏木素-伊红染色)

(一)原理

　　苏木精染液为碱性,能使细胞核内的染色质与胞质内的核糖体着色呈紫蓝色,伊红为酸性,可使细胞质和细胞外基质染成红色。

(二)操作步骤

　　(1) 将切好的组织切片置于烤箱(75℃)中烤片 20 分钟,再移至二甲苯Ⅰ2～5 min。

　　(2) 二甲苯Ⅱ中 2～5 min,移置二甲苯Ⅲ中 2～5 min。

　　(3) 置无水乙醇Ⅰ中 1 min,置无水乙醇Ⅱ中 1 min,再置 95%乙醇Ⅰ中 1 min。

　　(4) 95%乙醇Ⅱ中 1 min,再置 85%乙醇中 1 min,80%乙醇 1 分钟,70%乙醇 1 min。

　　(5) 用自来水水洗 3 次,再用苏木素染色 1～5 min。

　　(6) 自来水水洗 3 次,用 1%盐酸酒精分化 3～5 s。

　　(7) 自来水水洗 3 次,再 0.5%氨水返蓝处理。

　　(8) 自来水水洗 3 次,用伊红染色 20 s～5 min 后自来水洗 3 次。

　　(9) 70%乙醇 1 min,80%乙醇 1 min,95%乙醇Ⅰ1 min,95%乙醇Ⅱ1 min。

　　(10) 无水乙醇Ⅰ1 min,无水乙醇Ⅱ1 min,无水乙醇Ⅲ1 min。

　　(11) 二甲苯Ⅰ1 min,二甲苯Ⅱ1 min,置二甲苯Ⅲ1 min。

　　(12) 中性树胶封片。

(三)注意事项

　　(1) 染色前烤片温度不要过高,一般以 75℃为宜,时间 20～30 min。

　　(2) 脱蜡用的三缸二甲苯,第一缸要经常更换,其他及时前移即可。

　　(3) 1%盐酸酒精分化时要充分。

　　(4) 脱水过程中最后一缸无水乙醇一定要保持新鲜。

　　(5) 水洗 3 遍时,通常最后一遍时水要尽量烘干。

(四)封片

　　将切片封固保存于载玻片与盖玻片之间,使之不与空气接触,可防止其氧化褪色,并利于保存和镜检。封片时要尽量做到:

　　(1) 所用浓度要适中,滴胶要快。

　　(2) 切片上保留适当二甲苯以防干封产生气泡。

　　(3) 树胶不宜搅动(防止产生气泡),如果封片后有气泡可轻压盖玻片排除。

(五)所用染液的配制

　　1. Harris 苏木精液　配方如下:苏木精 1 g;无水乙醇 10 ml;钾矾 20 g;蒸馏水 200 ml;氧化汞

120

0.5 g；冰醋酸 8 ml。

配制的方法是：先将苏木精溶于酒精，再将钾矾溶于水，加热溶解稍冷后将苏木精酒精混入钾矾溶液，立即加入氧化汞。冷水浴中待溶液冷却后加入冰醋酸（每 100 ml 加入冰醋酸 0.5 g），最后经过滤备用。

2. 0.5%～1%盐酸酒精　在 70%酒精 99 ml 中加 1%浓盐酸 0.5～1 ml。用盐酸酒精分色后要及时用自来水冲洗切片。

3. 伊红溶液

（1）水溶性伊红：伊红 Y 0.5～1 g，蒸馏水 100 ml，将水溶性伊红加入蒸馏水中，用玻璃棒将伊红搅拌起泡沫后过滤，每 100 ml 加冰醋酸 1 滴。

（2）乙醇性伊红：伊红 Y 0.5～1 g，90%酒精 100 ml，将伊红溶于酒精中，其余方法同上。

（任子健　赵婷婷　刘晓燕）

第九章 多克隆抗体的制备与应用

多克隆抗体的制备是一个复杂的过程,为了制备高效价及高特异性的多克隆抗体,必须有理想的免疫原、适宜的动物及切实可行的免疫方法。本章主要介绍多克隆抗体的制备技术及其相关的应用。

第一节 多克隆抗体的制备

具有免疫原性的抗原可刺激机体相应的 B 细胞增殖、分化形成浆细胞并分泌特异性抗体。由于抗原分子表面的不同抗原表位可为不同特异性的 B 细胞克隆所识别。因此,由某一抗原刺激机体后产生的抗体,实际上是针对该抗原分子表面不同抗原表位的抗体混合物,此混合物称为多克隆抗体。现已发现,某种物质进入体内后能否引起被免疫的动物产生抗体生成反应,一方面取决于抗原分子表面有无特异性的抗原,另一方面也取决于被免疫动物机体的免疫状态,当具备上述两个条件时,如果抗原剂量合适,免疫接种的途径恰当,被免疫的动物就将遵循抗体生成的一般规律——初次反应和再次反应,产生抗体并获得相应的免疫血清。多克隆抗体的制备是一个较为复杂的过程。为了得到高效价和高特异性的多克隆抗体,必须要有理想的免疫原、佐剂和合适的动物及其可行的免疫方法。

一 抗原的制备

抗原制备的目的在于使得免疫动物体内产生亲和力高且含量高的抗体。一般而言,大多数动物的免疫系统是非常敏感的,用于免疫的抗原仅需微量。由于纯化的抗原适合产生抗体,因此,在注射前通常采用一些经典的方法,比如柱层析、分级萃取、亚细胞分离等方法进行抗原的分离和纯化。如果抗原在 SDS-PAGE 中为可见的单一带,即认为可用作免疫用抗原。下面介绍几种有代表性的免疫原制备方法。

(一) 颗粒性抗原的制备

颗粒性抗原主要是指细胞抗原或细菌抗原。最常用的细胞抗原为制备溶血素用的绵羊红细胞。这种抗原制备比较简单,采集新鲜绵羊红细胞,用无菌盐水洗涤 3 次(每次离心 2 000 rpm,10 min),最后配成 10^6/ml 浓度的细胞悬液,即可应用。细菌抗原多用液体或固体培养物经集菌后处理。H 抗原用有动力的菌株,菌液用 0.3%~0.5%甲醛处理;而 O 抗原则需要 100℃加温 2~2.5 h 后应用;Vi 抗原则应在杀菌后再加 0.5%~1%氯化钙溶液。有时虫卵也可做成抗原,如日本血吸虫卵抗原可制成悬液供免疫用。有些细胞膜成分,如组织细胞膜、血细胞膜经打碎后亦可制成颗粒抗原。颗粒抗原悬液呈乳浊状,多采用静脉内免疫法,较少使用佐剂作皮内注射。

(二) 可溶性抗原的制备和纯化

蛋白质、糖蛋白、脂蛋白、细菌毒素、酶、补体等皆为良好的可溶性抗原,但因这些蛋白质多为复杂的蛋白组分,免疫前需进行纯化。本章节主要介绍常见的几种免疫化学的纯化方法。

1. 组织和细胞可溶性粗抗原的制备　免疫原多来源于人类及动物的组织或细胞,这些材料在取得可溶性蛋白质之前,必须先进行处理,以适合于进一步纯化。

(1) 组织可溶性抗原的制备:所用组织必须是新鲜或低温(<-40℃)保存的标本。器官或组织得到后应立即去除表面的包膜或结缔组织以及一些大血管。如有条件,脏器应进行灌注,除去血管内残留的血液。处理好的组织用生理盐水洗去血迹及污染物。将洗净的组织剪成小块,进行粉碎。粉碎的方法有两种:

1) 高速组织捣碎机法:操作时,将组织加盐水(约1/2)装入捣碎机筒内,用高速(约1 000 rpm)间断进行,每次30~60 s。

2) 研磨法:可用玻璃匀浆器或乳钵研磨。研磨法可用于韧性较大的组织,如皮肤、空腔器官等。组织匀浆通过2 000~3 000 rpm 离心10 min后分成两个部分:沉淀物含有大量的组织细胞和碎片;上清液作为提取可溶性抗原的材料,提取前还要通过1 000~2 000 rpm 高速离心20~30 min,以除去微小的细胞碎片。

(2) 细胞可溶性抗原的制备:制备抗原用的细胞包括正常细胞、病理细胞(如肿瘤细胞)或传代细胞。除上述机械捣碎获取外,尚有酶处理法,常用胃蛋白酶或胰酶,可获得游离的单个细胞。细胞抗原一般分为三个组分:膜蛋白抗原、细胞质抗原(主要为细胞器)和细胞核及核膜抗原。三种抗原的制备皆需将细胞破碎,方法有如下几种。

1) 反复冻融法:将待破碎的细胞(有时为整块组织)置-20℃冰箱内冻结,然后缓慢地融化。如此反复数次,大部分组织细胞及细胞内的颗粒可被融破。

2) 冷热交替法:在细菌或病毒中提取蛋白质及核酸时可用此法。操作时,将材料投入沸水浴中,90℃左右维持数分钟,立即置于冰浴中使之迅速冷却,绝大部分细胞被破坏。

3) 超声破碎法:对微生物和组织细胞多用此法。处理效果与样品浓度和使用频率有关。一般组织细胞皆易破碎,而细菌,尤其是真菌的厚膜孢子则较难打破。超声波所使用的频率从1~20 Hz 不等。同样要间歇进行,因长时间超声也会产热,易导致抗原破坏。每次超声1~2 min,总时间为10~15 min。

4) 自溶法:利用组织和微生物的自身酶系,在一定的 pH 和温度下,使其细胞裂解。自溶的温度,对动物组织细胞常选0~4℃,而对微生物常选室温。自溶时常需加入少量防腐剂,如甲苯或氯仿等,NaN₃不宜使用,因其能抑制酶的活力。

5) 酶处理法:在碱性条件下(pH8.0),溶菌酶可专一破坏细菌细胞壁,适用于裂解多种微生物。除溶菌酶外,蜗牛酶、纤维素酶等也可用于消化细菌和组织细胞。

2. 抗原的分离与纯化　获得纯化抗原是制备高效、特异抗体的关键之一。从组织细胞中提取出的生物大分子等必须进一步分离纯化才能获得抗原纯品。常用的方法有离心分离法、盐析沉淀法、有机溶剂沉淀法、层析法、电泳法等。

(1) 超速离心和梯度密度离心法:超速离心是分离亚细胞及蛋白质大分子的有效手段。超速离心又分为差速离心和梯度离心两种。差速离心系指低速与高速离心交替进行,用于分离大小差别较大的颗粒。梯度密度离心是一种区带分离法,离心前在离心管中先装入密度梯度介质(如甘油、蔗糖、氯化铯或氯化铷等),将待分离的样品加于梯度介质的顶部或梯度层的中间,利用蛋白质颗粒的浮力密度不同及在梯度密度介质中具有不同的沉降速度,使颗粒在不同梯度密度介质中分配而达到彼此分离的目的。

用超速离心或梯度离心分离纯化抗原是一种根据抗原的比重特点分离的方法,除个别成分外,极难将某一抗原成分分离出来。目前仅用于少部分大分子抗原,如 IgM、C1q、甲状腺球蛋白等,以及一些比重较轻的抗原物质,如载脂蛋白 A、B 等的分离。对于大量的中、小分子量蛋白质,多不适宜用超速及梯度密度离心作为纯化手段。

(2) 盐析沉淀法:是一种古老而又经典的蛋白质纯化分离技术。由于方法简便、有效、不损害抗原活性等优点,至今仍被广泛应用。① 抗原的粗筛:不同饱和度的硫酸铵或硫酸钠可将一个复杂的组织液分成若干组分,也可收集某一饱和度的盐析沉淀物作为进一步纯化的粗筛物。常用的盐析剂是

33%～50%饱和度的硫酸铵。②提取丙种球蛋白：丙种球蛋白主要为IgG(95%以上)。将35%～40%饱和度的硫酸铵沉淀物经去盐后可直接用于某些实验作为抗体试剂。此法简单、稳定、回收率高。③抗原的浓缩：在液体中含量较少的抗原，如尿中的游离轻链及离子交换层析洗脱液中的抗原，可通过加入硫酸铵，将其沉淀下来，以便进一步纯化。

(3)有机溶剂沉淀法：有机溶剂以降低溶液的介电常数，从而增加蛋白质分子上不同电荷的引力，导致溶解度降低。另外，有机溶剂与水作用，能破坏蛋白质的水化膜，故蛋白质在一定浓度的有机溶剂中被沉淀析出。使用的有机溶剂多为乙醇和丙酮。高浓度的有机溶剂易引起蛋白质变性、失活、操作必须在低温条件下进行。

(4)层析法：根据其原理不同可分为凝胶过滤层析、离子交换层析和亲和层析。凝胶过滤又名分子筛层析，利用微孔凝胶，将不同分子量的成分分离。离子交换层析是利用一些带离子基团的纤维素或凝胶，吸附交换带相反电荷的蛋白质抗原，将蛋白质抗原按带电荷不同或量的差异分成不同的组分。这两种层析如能共同应用或反复应用其中的一种，皆可将某一蛋白质从复杂的组分中纯化出来。亲和层析是利用生物大分子的特性，即分子间所具有的专一性亲和力而设计的层析技术。例如，抗原和抗体、酶和酶抑制剂(或配体)、酶蛋白和辅酶、激素和受体等之间有特殊的亲和力，在一定条件下，它们能紧密地结合成复合物。如果将复合物的一方固定在不溶性载体上，则可从溶液中专一地分离和提纯另一方。与上述其他纯化方法相比，亲和层析能产生相当高的纯化作用。另外，此法的优点是迅速，有时仅一步即可达到纯化的目的。

3. 纯化抗原的鉴定　纯化抗原的鉴定方法较多，常用的有酚试剂法、聚丙烯酰胺凝胶电泳法、免疫电泳法、免疫双扩散法等，实际工作中常几种方法联用作纯度鉴定。蛋白抗原的定量可用生化分析中的常用方法，根据测试抗原量的多少选用双缩脲法或酚试剂法，如果抗原极为宝贵，则用紫外光吸收法。

(三)半抗原免疫原的制备

半抗原物质的分子质量很小(常小于4 kDa)，单独作用时无免疫原性，如多肽、甾族激素、药物、脂肪胺、核苷等小分子物质仅能与相应的抗体发生特异性反应，但不能诱导抗体产生。只有将这种半抗原与蛋白质或其他高聚物结合后才能刺激机体产生抗体。

1. 载体的选择

(1)蛋白质类载体：蛋白质是结构复杂的大分子胶体物质，是一种良好的载体。常用的有人血清白蛋白、牛血清白蛋白和血蓝蛋白等。其中以牛血清白蛋白最为常用。蛋白质和半抗原是通过游离氧基、游离羧基、酚基、巯基、咪唑基、吲哚基和胍基等活性基团的缩合而结合的。

(2)合成载体：主要指人工合成的多肽聚合物，常用的有多聚赖氨酸等。这种多聚物与半抗原结合后，可诱发动物产生高效价、高亲和力的抗体。

(3)其他载体：大分子聚合物和某些颗粒PVP、羧甲基纤维素和活性炭等皆可与半抗原结合，加入福氏完全佐剂可诱发产生良好的抗体。

因半抗原种类、动物类别、载体种类及结合方法的不同，制得的免疫原对动物免疫所产生的效果也不同。实际应用时，应多采用几种载体或方法。

2. 连接方法　连接的方法有物理法和化学法。物理吸附的载体有淀粉、聚乙烯吡咯烷酮(PVP)、硫酸葡聚糖、羧甲基纤维素等，是通过电荷和微孔吸附半抗原。化学法是利用功能基团把半抗原连接到载体上，常用的方法有碳化二亚胺法、戊二醛法、活泼酯法、亚胺酸酯法等。

选择连接方法时应根据半抗原的性质选用，主要是要求交联方法不能明显改变半抗原的结构，并保留半抗原的决定簇，下面介绍几种常见的连接方法。

(1)碳化二亚胺法：碳化二亚胺是一种化学性质非常活泼的缩合剂，常用的水溶性碳化二亚胺化学名为1-乙基-3-(3-二甲氨基)-碳化二亚胺盐酸盐。它可与半抗原的羧基结合，也可与其氨基结合。此连接方法十分简便，只需将载体蛋白质和抗原按一定比例混合在适当的溶液中，然后加入水溶性碳化二亚胺,搅拌 1~2 h,置室温 24 h,再经透析即可。

(2) 戊二醛法:戊二醛也是常用的双功能交联剂,它借两端的醛基与载体和半抗原的氨基以共价键连接。

(3) 氯甲酸异丁酯法:该法又称为混合酸酐法,是利用半抗原上的羧基和载体蛋白上的氨基以肽链相连接,方法简便,多用于类固醇抗原的制备。

半抗原与载体结合的数目与免疫原性密切相关。一般认为至少要有 20 个的半抗原分子连接到一个载体分子上,才能有效地刺激免疫动物产生抗体。因此,在免疫原制备完之后,应测定耦联到载体上的半抗原量。常用吸收光谱分析法测定,亦可用核素标记半抗原掺入法。

二　佐剂的选择与使用

某些物质若与抗原一起注入机体内,可增强机体对抗原的特异性免疫应答或改变免疫应答类型,这些物质称为佐剂。佐剂与抗原物质混合注入机体后,可改变抗原的物理性状,形成抗原储存库,有利于抗原的缓慢释放,延长抗原在体内的滞留时间,并通过对免疫细胞的持续刺激,增强和扩大机体对抗原的免疫应答。

佐剂主要可分为两种:一种本身具有免疫原性,如百日咳杆菌、抗酸杆菌(结核分枝杆菌)以及革兰阴性杆菌等。另一种本身无免疫原性,如铝乳、磷酸钙、液状石蜡、羊毛脂、表面活性剂、藻酸钙、聚核苷酸、胞壁肽等。

(一) 常用佐剂的制备

1. 福氏佐剂　福氏佐剂是目前动物实验中最常用的佐剂,分为福氏完全佐剂(CFA)和福氏不完全佐剂(IFA)两种。福氏不完全佐剂是液状石蜡与羊毛脂混合而成,组分比为(1∶1)~(5∶1),经高压灭菌后,低温保存备用。每毫升 IFA 中加入 1~20 mg 卡介苗,即为福氏完全佐剂。CFA 作用较强,易在注射局部形成肉芽肿和持久性溃疡,因而不适用于人体。

在免疫动物前,先将福氏佐剂与抗原[蛋白质抗原浓度为 0.01~1 mg/ml,全血清应作(1∶4)~(1∶2)稀释,用生理盐水或缓冲液溶解]按一定比例混合,制备成"油包水"乳状液,佐剂和抗原体积比一般为 1∶1。佐剂与抗原乳化可按如下方法进行。

(1) 研磨法:先将佐剂加热并取 1.73 ml 放入无菌的玻璃研钵内,待冷却后再缓缓滴入 0.23 ml 活卡介苗(浓度为 75 mg/ml),边滴边按同一方向研磨,使菌体完全分散。然后按同法滴入 1.5 ml 抗原,注意滴加抗原的速度要慢。待抗原全部加入后,继续研磨一段时间,使之成为乳白色黏稠的油包水乳剂。本法适用于制备大量的佐剂抗原,缺点是研钵壁上黏附大量乳剂,抗原损失较大。

(2) 注射器混合法:准备两个 5 ml 注射器,将等量的福氏佐剂和抗原溶液分别吸入两个注射器内,两注射器之间以一细胶管相连,注意排净空气,然后交替推动针管,直至形成黏稠的乳剂为止。本法优点是容易做到无菌操作,适用于制备少量的抗原乳剂;缺点是不易乳化完全。制备好的乳化剂经鉴定才能使用。鉴定方法是将乳化剂滴入冷水中,若保持完整不分散,成滴状浮于水面,即乳化完全,为合格的油包水剂。

2. 氢氧化铝佐剂　取 5% 硫酸铝溶液 250 ml,在强烈搅拌下加入 5% 氢氧化钠溶液 100 ml,用生理盐水离心洗涤沉淀 2 次,再注入生理盐水中使达 250 ml。免疫接种时,取适量氢氧化铝佐剂加等体积抗原即可免疫。

3. 明矾佐剂　钾铝矾(硫酸铝钾)在一定 pH 条件下产生氢氧化铝胶体吸附抗原而产生佐剂效应。制备方法是将抗原(蛋白含量 50 mg/ml 左右)5 ml 加生理盐水 16 ml 混匀,在搅拌下缓慢滴入 10% 硫酸铝钾溶液 18 ml,用 5 mol/L NaOH 调整 pH 到 6.5,此时溶液变成乳状悬液,4 000 rpm 离心 15 min 后去掉上清液,沉淀用生理盐水洗涤两次,加入 0.01% 硫柳汞稀释至 10 ml,4℃ 保存备用。明矾佐剂一般用于肌内注射,皮下注射容易引起肉芽肿和脓肿。

(二)佐剂使用的注意事项

选择佐剂时,不仅要考虑佐剂的活性、抗原的特性,还需要考虑佐剂对实验动物所产生的副作用。此外,制备稳定的抗原佐剂乳化剂,减少佐剂的注射剂量,应用无菌操作和注射的技术,都有助于高质量抗体的产生和减少对动物的损伤。没有一种佐剂适用于所有抗原、动物种类和实验条件,每种佐剂都有其优点和缺点。为了获得满意的结果,在制订抗体生产方案时,需要对抗原特性、佐剂效应、免疫途径和理想的抗体产品的需求进行综合考虑,合理地选择和应用佐剂。

三　动物的选择与接种

(一)免疫动物的选择

家兔、羊、马、驴、大鼠、小鼠、豚鼠、鸡、猴等都是常用的免疫动物,动物种类的选择主要根据抗原的生物学特性和所要获得抗体的数量和用途。选择时应考虑以下几个因素。

1. 动物种系　抗原与免疫动物的种属差异越远越好,亲缘关系太近不易产生抗体应答(如兔与大鼠,鸡与鸭)。

2. 抗血清的需要量　大动物如马、骡等可获得大量血清(一头成年马反复采血可获得 10 000 ml 以上的抗血清),有时抗体需要量不多,选用家兔或豚鼠即可。

3. 抗血清的要求　抗血清可分为 R 型(rabbit)和 H 型(horse)。R 型免疫血清具有较宽的抗原抗体合适比例范围,而 H 型用于沉淀反应较难掌握,因而极少应用。

4. 抗原的选择　蛋白质抗原,大部分动物皆适合,常用的是山羊和家兔。但是,在某些动物体内有类似的物质或其他原因,对这些动物免疫原性极差,如 IgE 对绵羊、胰岛素对家兔、多种酶类(如胃蛋白酶原等)对山羊等,免疫时皆不易出现抗体。这些物质有时可以用豚鼠(如胰岛素等)、火鸡,甚至猪、狗、猫等进行免疫。

5. 动物个体的选择　免疫用动物应选适龄、健壮、无感染性疾病、体重合乎要求的雄性。最常用的实验动物是家兔,一般选择年龄在 6 个月以上当年繁殖的雄性,体重 2~3 kg 为宜。

(二)免疫途径、剂量和免疫周期

机体在初次接受抗原刺激时,发生初次应答,当再次接受相同抗原刺激时,产生二次应答(回忆应答)。通常初次免疫应答往往比较弱,主要产生 IgM,而二次应答产生抗体的潜伏期短,维持时间长,下降较慢,且抗体主要为 IgG,亲和力高,产量大。三次及以后的抗原注射所产生的应答与二次应答结果相似。一般在首次接触抗原的 7~10 d,血清中才有抗体出现,并在 14~21 d 内达高峰,在此后一定时间内,进行加强免疫,让机体接触同一抗原,则特异性抗体的产量和速度将会是初次反应的许多倍。

不同的免疫途径,抗原在体内的代谢速度不同,对免疫系统的刺激强弱也不同,故而产生抗体的水平也就不同。抗原的注射途径可根据免疫动物个体的大小、抗原及抗体制备目的或要求的不同,选用皮内、皮下、肌内、静脉、淋巴结内或腹腔等不同途径注入抗原进行免疫。免疫时一般采用多点注射,如背部、足掌、淋巴结周围、耳后等处皮内或皮下。皮内易引起细胞免疫反应,对提高抗体效价有利,但皮内注射较困难,特别是天冷时更难注入(因佐剂加入后黏度较大)。如抗原极为宝贵可采用淋巴结内微量注射法,抗原只需 10~100 μg,方法是先用不完全佐剂在动物足部作基础免疫(预免疫),10~15 d 后可见肘窝处有肿大的淋巴结(有时可在腹股沟处触及),用两手指固定好淋巴结,消毒后用微量注射器直接注射入抗原(一般不需要佐剂)。

在一定范围内,抗原量与免疫反应强度成正相关。一般来说,对于蛋白质抗原,小鼠首次剂量为每次 50～400 μg,大鼠为每次 100～1 000 μg,兔为每次 200～1 000 μg。加强免疫剂量依据抗原的性质不同而不同,有的与首次剂量相同,有的则减半或加倍。抗原剂量与免疫途径有关,一般而言抗原剂量:静脉注射＞皮下注射＞掌内、跖内皮下注射;抗原剂量也与是否使用佐剂有关,用蛋白质抗原免疫家兔时,加用佐剂,抗原剂量一般为每次 0.5～1 mg/kg,如不加佐剂,抗原剂量应加大 10 倍。

第一次免疫后,因动物机体正处于识别抗原和 B 细胞增殖阶段,如果很快进行第二次注入抗原,极易造成免疫抑制。通常在基础免疫后 2～4 周进行加强免疫(加佐剂的皮内、皮下注射,一般间隔 2～4 周;不加佐剂的皮内或肌内注射,一般间隔 1～2 周;肌肉或静脉免疫,一般间隔 5 d 左右),加强免疫至少 2 次,必要时需 3～5 次,每次间隔 2 周。

（三）免疫程序

一般而言,如需制备高度特异性的抗血清,可选用低剂量抗原短程免疫法;反之,欲获得高效价的抗血清,宜采用大剂量抗原长程免疫法。常规免疫方案为抗原加 CFA 皮下多点注射进行基础免疫,再以免疫原加 IFA 作 2～5 次加强免疫,每次间隔 2～3 周,皮下或腹腔注射加强免疫。

基本免疫方案的确定主要取决于抗原的性质。颗粒性抗原多采用无佐剂免疫法,可溶性抗原较多采用佐剂免疫法。同时还应考虑免疫动物的个体大小,采血方法及采血量等。下面简要介绍家兔的免疫操作步骤。

1. 无佐剂免疫法　将颗粒抗原用 PBS 或生理盐水配制成混悬液(约 1%),按照下列顺序,每次间隔 3～5 d 免疫动物,注射部位和剂量分别为皮下 0.3 ml,肌内 0.4 ml,脚掌 0.4 ml,静脉 0.4 ml,皮内 0.5 ml,最后 1 次加强免疫后 7 d 采血,分离血清测定抗体效价。

2. 福氏佐剂免疫法　常规免疫方案为抗原加福氏完全佐剂皮下多点注射进行基础免疫,再以免疫原加福氏不完全佐剂作 2～5 次加强免疫,每次间隔 2～3 周,皮下、脚掌或腹腔注射加强免疫。具体操作如下。

（1）常规(皮内多点注射)免疫

1) 初次免疫:剂量为每只兔子注射 1～2 ml 福氏完全佐剂乳化抗原(抗原蛋白含量 1～2 mg)。注射部位为 4 只脚掌的皮内各注射 200 μl,其余分多点注入脊柱两侧,颈部,腹股沟和腋窝等处淋巴结附近部位皮内,每点可注入 50～100 μl。

2) 再次免疫:初次免疫后 20 d 左右,剂量为每只 1.0 ml(抗原蛋白含量 1 mg),加福氏不完全佐剂。注射部位在背部和腹部皮下多点注射,每点注入 0.1 ml。

3) 加强免疫:再次免疫后 2～3 周进行,注射剂量和部位同再次免疫,免疫后 7～14 d 抽取少许静脉血,分离血清,试血测定效价。

（2）淋巴结免疫:主要优点是可减少抗原用量。基本操作如下。

卡介苗致敏:免疫前足掌皮下每侧各注入活卡介苗(75 mg/ml)0.3 ml。10 d 左右观察两侧腘窝淋巴结和腹股沟淋巴结,一般可肿胀如蚕豆大小,此时可进行淋巴结内免疫注射。

初次免疫:用手指固定淋巴结后,在两侧淋巴结内各注入抗原乳剂 0.1～0.25 ml,每只兔总量 0.5～1.0 ml;再次免疫:于初次免疫 20 d 后,于腹部皮下多点注射不加佐剂抗原溶液 1 mg/1 ml;加强免疫:2 周后可按初次免疫的剂量和途径再注射一次,一般可在加强免疫注射前试血测定效价,如效价已达到要求可不必进行第三次免疫。

四　抗体效价的测定

抗血清的效价测定,就是指血清中所含抗体的浓度或含量。一般情况下,在加强免疫后 7～10 d 即可采血,分离出血清之后测定抗体效价。对于免疫原性质不太确定的小分子和多肽片段等半抗原,一般还应在初免后 15～20 d 采血测定抗体效价,以确定抗原的免疫原性和动物的反应性。试血所需的血清量较少,一般通过兔耳缘静脉、鼠球后静脉或尾尖采血。抗体效价的测定方法有很多,常见的有免疫双扩散实验,酶免疫分析(EIA)或免疫组化法等。

(一)免疫双扩散法

在琼脂板中间孔加入 10 μl 抗原(1 mg/ml),周围孔依顺时针方向,分别加入用生理盐水或 PBS 按 1∶2、1∶4、1∶8、1∶16、1∶32 和 1∶64 的比例稀释的动物免疫血清。经 37℃保温 24 h 后观察结果,效价在 1∶16 以上即可决定采血。

(二)EIA 法

酶免疫分析(EIA)是标记免疫分析中的一项重技术,是以酶标记的抗体(抗原)作为主要试剂,将抗原抗体反应的特异性和酶催化底物的高效性和专一性结合起来的一种免疫检测技术。较常用的具体方法有间接 ELISA 法、竞争 ELISA 法、捕获法和夹心法等。间接 ELISA 法测定效价达 1∶10^5 以上符合要求。

(三)免疫组化法

方法见后文抗体的应用。

免疫动物经效价检测合格后即可考虑放血。放血前动物应停食 12 h,以减少血清中的脂肪含量。如拟保留该免疫动物,可直接由心脏取血,或切开耳缘静脉滴血或心脏穿刺取血。取血后可由静脉缓缓注入等量 5%葡萄糖溶液以补足失血量。取血的动物经 2～3 个月休息,可再次加强免疫后取血。如一次采血即可满足实验需要,可考虑用颈动脉放血的方法。分离血清必须在无菌条件下进行,待收集于平皿或三角瓶内的血液凝固之后,用无菌滴管在无菌环境中把血块与瓶壁剥离后,放入 37℃,1～2 h 后取出放入 4℃过夜,使血清充分析出(不能冰冻,否则产生溶血),经离心沉淀分出血清,放进低温冰箱保存。抗体使用前必须经过纯化及鉴定后再分装保存备用。

五　抗体的纯化与保存

纯化抗体的方法有盐析沉淀、辛酸提取、离子交换、凝胶过滤、亲和层析以及高效液相色谱等方法。这些方法各有优缺点,一般根据抗体的特点、纯度要求和实验室具体条件选择采用综合技术。抗原免疫动物制备的抗血清中,主要的特异性抗体是 IgG 类抗体,抗血清的纯化,即从血清中分离 IgG。实验室中纯化 IgG 的常用方法是硫酸铵分级沉淀法。

硫酸铵分级沉淀法的基本原理是:当蛋白质溶液中加入中性盐后,中性盐对水分子的亲和力大于蛋白质,使蛋白质分子周围的水化膜层减弱或消失,同时改变蛋白质溶液的离子强度,蛋白质表面电荷大量被中和,导致蛋白质溶解度降低,聚集并沉淀下来。硫酸铵是盐析法常选用的一种盐类,当硫酸铵的饱和度不同时,析出的蛋白质成分也不同,可进行分级沉淀。当其饱和度为 20% 时,纤维蛋白原析出;增加至 28%～33% 时,优球蛋白析出;达 33%～50% 时,拟球蛋白析出;大于 50% 时白蛋白析出。可用 50% 和 33% 的饱和硫酸铵分级沉淀,当饱和度为 50% 时,析出少量白蛋白和大多数拟球蛋白;当饱和度为 33% 时,析出 γ 球蛋白,依次进行多次溶解提取,提高纯化效果。

单一的硫酸铵沉淀法主要除去非免疫球蛋白的杂蛋白,但纯化抗体的纯度是有限的,所得到的粗提蛋白中含有 IgA、IgG、IgM,当纯度要求更高时,可选择离子交换、凝胶过滤、亲和层析等进一步纯化。

(一)硫酸铵分级沉淀法的操作步骤

1. 配制饱和硫酸铵溶液　取少量蒸馏水,加热至 80℃,边搅拌边放入硫酸铵(每 100 ml 蒸馏水约加硫酸铵 90 g),以小量分多次慢慢溶入,至不溶为止,此时溶液应呈过饱和状态,80℃搅拌 20 分钟,趁热过滤,冷却后以 28％浓氨水调 pH 至 7.4(饱和硫酸铵 pH 为 5.5 左右)。配制好的饱和硫酸铵,瓶底应有结晶析出。

2. 分级沉淀

(1) 50％ SAS:取免疫后兔血清(如 10 ml)加等量生理盐水(如 10 ml),于搅拌下逐滴加入与稀释血清等量的饱和硫酸铵(如 20 ml),4℃ 3 小时或过夜,使其充分沉淀,离心 3 000 rpm,20 min,弃上清,以生理盐水溶解沉淀至 X ml(如 12 ml)。

(2) 40％ SAS:搅拌下逐滴加入饱和硫酸铵 2/3X ml(如 8 ml),4℃ 1 小时,离心 3 000 rpm,20 min,弃上清,以适量生理盐水溶解沉淀至 Y ml(如 13.3 ml)。

(3) 33％ SAS:搅拌下逐滴加入饱和硫酸铵 1/2Y ml(如 6.6 ml),4℃ 1 小时,离心 3 000 rpm,20 min,弃上清,以小体积 PBS 溶解沉淀(如 10 ml)。

3. 透析

(1) 透析袋预处理

1) 取适当长度的透析袋,用蒸馏水洗净,并严格检查确保无漏洞。

2) 去除金属或水解酶:将透析袋置于含 1 mmol/L EDTA - Na 和 2％ $NaHCO_3$ 溶液中煮沸 10 min。

3) 用干净镊子或戴橡皮手套取出,蒸馏水煮沸、漂洗,即可使用。

4) 用过的透析袋可重复使用,不立即使用时置于蒸馏水中低温 4℃或 70％酒精中保存。

(2) 装样密封:先将透析袋一端密封,可打结(2 个以上),也可用棉线或牛皮筋扎住,装上 PBS,确认不漏后,倒去 PBS,装入样品,再将另一端也扎紧,袋内留适当空间(1/3～1/2),并适当赶去空气,使样品能在袋里流动,以防止透析液进入,引起透析袋胀裂(透析过程中,样品体积增加系正常情况,有时可达 50％)。

(3) 透析过夜:取一烧杯,装入大于 20 倍体积 PBS,将透析袋挂在玻璃棒上,注意透析袋两端不要没入水中,以防漏水,将玻璃棒横搁在烧杯上。4℃过夜,其间更换透析液 3 次以上。第二天收集透析袋内液体。

4. 计算蛋白含量　取少许纯化后的抗体溶液,作适当倍数稀释后,以紫外分光光计测蛋白含量。一般采用经验公式法:蛋白含量(mg/ml)＝(1.45×OD280 nm－0.74×OD260 nm)×样品稀释度。

5. 抗体的保存　抗体经滤器除菌后,加入 0.1％的叠氮钠或 0.01％的硫柳汞,也可加入等量的中性甘油(每 100 ml 甘油中,加入 $Na_2HPO_4 \cdot 12H_2O$ 3 g,沸水浴中溶解),分装小瓶,置－20℃低温保存。

(二)硫酸铵分级沉淀时的注意事项

(1) 蛋白质的浓度:盐析时,溶液中蛋白质的浓度对沉淀有双重影响,既可影响蛋白质沉淀极限,又可影响蛋白质的共沉作用。蛋白质浓度愈高,所需盐的饱和度极限愈低,但杂蛋白的共沉作用也随之增加。故常将血清以生理盐水作对倍稀释后再盐析。

(2) 添加硫酸铵时,可少量多次慢慢溶入,并不时搅拌,以免造成局部浓度过高。硫酸铵全加完后,再搅拌 10～30 min,使溶解完全平衡。

(3) 温度:盐析时温度要求并不严格,一般可在室温下操作。血清蛋白于 25℃时较 0℃更易析出。但对温度敏感的蛋白质,则应于低温下盐析。

(4) 盐析时间:蛋白质沉淀后宜在 4℃放 3 h 以上或过夜,以形成较大沉淀而易于分离。

(5) 透析袋经过预处理后,取用必须戴手套或用镊子夹取。

(6) 抗体经过处理后,分装小瓶,置－20℃以下低温保存(贴好标签,注明日期、效价等),一般数月至 2 年内效价不会有明显下降,但要防止反复冻融,引起抗体变性,效价降低。亦可将抗血清冰冻干燥后保存。

第二节 多克隆抗体的应用

一 酶联免疫吸附试验(ELISA)

酶联免疫吸附试验(ELISA)是以免疫学反应为基础,将抗原、抗体的特异性反应与酶对底物的高效催化作用相结合起来的一种敏感性很高的试验技术。其基本原理有三条:① 抗原或抗体物理性地吸附于固相载体表面,并保持其免疫学活性;② 抗原或抗体通过共价键与酶连接形成酶标抗原或抗体,并保持抗原或抗体的免疫活性和酶的活性;③ 酶标抗原或抗体与相应抗原或抗体反应后,结合在免疫复合物上的酶催化底物形成水解、氧化或还原反应,形成有色物质,根据颜色反应来判定是否有免疫反应的存在,而且颜色反应的深浅与标本中相应抗原或抗体的量成正比。

ELISA 的操作方法很多,根据检测目的和操作步骤不同,有不同的检测方法。下面主要介绍双抗体夹心法及间接法。

(一)双抗体夹心法

1. 基本原理　本法首先以特异性抗体包被固相载体表面,经洗涤后加入含有抗原之待测样本,如待检样本中有相应的抗原存在,即可与包被在固相载体上的特异性抗体结合。经保温孵育洗涤后,再加入酶标记的特异性抗体一起孵育,包被抗体-待检抗原-酶标抗体形成夹心式复合物。洗去未结合的物质,加入底物显色,根据颜色的深浅,定性或定量检测待测样本中抗原的含量。

这种方法检测的抗原必须有两个可以与抗体结合的部位,因为其一端要与包被于固相载体上的抗体作用,而另一端则要与酶标记特异性抗体作用。因此,用于检测双价或双价以上的大分子抗原,如霍乱肠毒素、HBsAg、HBeAg、AFP、HCG 等。

2. 操作步骤(图 9-1)

(1)包被抗体:用包被缓冲液稀释特异性抗体至最适浓度(1~10 µg/ml),加入酶标反应板各孔,每孔 100 µl,4℃过夜或 37℃孵育 4 h,贮存于 4℃冰箱。

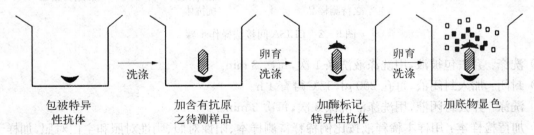

包被特异　　　加含有抗原　　　加酶标记　　　加底物显色
性抗体　　　　之待测样品　　　特异性抗体

图 9-1　ELISA 双抗体夹心法操作步骤

(2)洗涤:弃去包被液,用洗涤液洗涤 1 次,每次 3 min。

(3)封闭:加入封闭液,每孔 200 µl,37℃孵育 1 h。

(4)洗涤:弃去封闭液,用洗涤液洗涤 3 次,每次 3 min。

(5)加待检样本:用样本稀释液按比例稀释待测样本、阳性对照、阴性对照和空白对照,加样于酶标反应板各孔,每孔 100 µl,37℃孵育 1 h。

(6)洗涤:弃去样本和对照,用洗涤液洗涤 3 次,每次 3 min。

(7)加酶标抗体:加入新鲜配制的酶标抗体,每孔 100 µl,37℃孵育 1 h。

(8)洗涤:弃去酶标抗体,用洗涤液洗涤 3 次,每次 3 min。

(9)加底物显色:加入底物液,每孔 100 µl,37℃孵育 10~30 min。

（10）加终止液：加入终止液，每孔 100 μl。

（11）观察记录结果：立即肉眼观察或在酶标仪上测定 OD 值。

3. 实验结果判定与分析

（1）肉眼观察：于白色背景上，观察各反应孔颜色，颜色越深，阳性程度越强，阴性为无色或极浅，依据所呈颜色的深浅，以＋、－表示。

（2）酶标仪读数

1）"比率"表示法：以空白对照孔调零后测各孔 OD 值，若标本孔的 OD 值与阴性对照孔的 OD 值的比值（P/N）大于某一数值（常设为 2、2.1 或 3）时，判为阳性，数值的大小依具体检测要求而定。

2）标准曲线法：在测定标本的同时，测定一组已知抗原浓度的样本（通常为 3～4 个），以 OD 值为纵坐标，已知抗原浓度为横坐标，绘制出标准曲线。根据待测样本的 OD 值在标准曲线上找出其中相应的抗原含量。

（二）间接法

1. 基本原理　间接法首先用已知抗原包被固相载体，经洗涤后加入含有抗体之待测样本。再经孵育洗涤后，加入酶标记抗抗体。最后经孵育洗涤后，加入底物显色，根据颜色深浅，定性或定量检测待测样本中抗体的含量。

这种方法是检测抗体较常用的方法，应用于多种传染病、寄生虫病及其他疾病的血清学诊断。间接法的优点是只要变换包被的抗原就可利用同一酶标抗体检测相应抗体。

2. 操作步骤（图 9-2）

（1）包被抗原：用包被缓冲液稀释抗原至最适浓度（1～10 μg/ml），加入酶标反应板各孔，每孔 100 μl，4℃过夜或 37℃孵育 4 h，贮存于 4℃冰箱。

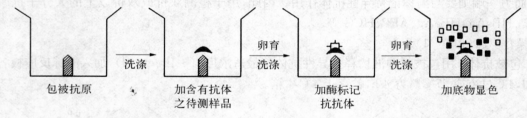

图 9-2　ELISA 间接法操作步骤

（2）洗涤：弃去包被液，用洗涤液洗涤 1 次，每次 3 min。

（3）封闭：加入封闭液，每孔 200 μl，37℃孵育 1 h。

（4）洗涤：弃去封闭液，用洗涤液洗涤 3 次，每次 3 min。

（5）加待检样本：用样本稀释液按比例稀释待测样本、阳性对照、阴性对照和空白对照，加样于酶标反应板各孔，每孔 100 μl，37℃孵育 1 h。

（6）洗涤：弃去样本和对照，用洗涤液洗涤 3 次，每次 3 min。

（7）加酶标抗体：加入新鲜配制的酶标二抗，每孔 100 μl，37℃孵育 1 h。

（8）洗涤：弃去酶标抗体，用洗涤液洗涤 3 次，每次 3 min。

（9）加底物显色：加入底物液，每孔 100 μl，37℃孵育 10～30 min。

（10）加终止液：加入终止液，每孔 100 μl。

（11）观察记录结果：立即肉眼观察，或在酶标仪上测定 OD 值。

3. 实验结果判定与分析

（1）肉眼观察：于白色背景上，观察各反应孔颜色，颜色越深，阳性程度越强，阴性为无色或极浅，依据所呈颜色的深浅，以＋、－表示。

（2）酶标仪读数

1）"比率"表示法：以空白对照孔调零后测各孔 OD 值，若标本孔的 OD 值与阴性对照孔的 OD 值的比值（P/N）大于某一数值（常设为 2、2.1 或 3）时，判为阳性，数值的大小依具体检测要求而定。

2）标准曲线法：在测定标本的同时，测定一组含有已知抗体含量的标准血清（通常为 3~4 个以上不同抗体含量血清），以 OD 值为纵坐标，抗体含量为横坐标，绘制出标准曲线。根据待测样本的 OD 值在标准曲线上找出相应的抗体含量，再乘以稀释倍数，即得待测样本的抗体含量。

4. 注意事项

（1）应同时作阳性、阴性、空白对照，各稀释倍数的待测血清都应做复孔，以保证实验结果的准确性。

（2）有时本底较高时，说明有非特异性反应，可用羊血清、兔血清或 BSA 等封闭。

（3）需预先滴定包被抗原和酶标二抗的最适浓度。用不同的抗原浓度（0.1 mg/L、1.0 mg/L、10 mg/L 等）分别进行包被，在其他实验条件都相同时，观察阳性标本的吸光度 OD 值，选择 OD 值最大而抗原浓度最少的浓度，对于多数抗原来说，通常浓度为 1~10 mg/L。选择酶标二抗浓度时，首先用直接 ELISA 法进行初步效价的滴定，再固定其他条件在正式实验系统中准确滴定其工作浓度。

5. ELISA 样品的要求

（1）采集：应注意避免溶血，红细胞溶解时会释放出具有过氧化物酶活性的物质，以 HRP 为标记的 ELISA 测定中，溶血标本可能会增加非特异性显色。应注意分离血清时，血液要求放置室温中凝固收缩，不宜置冰箱（4℃）中凝固，否则，会使大部分 IgM 和少量 IgG 丧失活性。

（2）避免污染：血清标本宜在新鲜时检测。如有细菌污染，菌体中可能含有内源性 HRP，也会产生假阳性反应，保存血清自采集时就应注意无菌操作，也可加入适当防腐剂。如在冰箱中保存过久，其中的可发生聚合，在间接法 ELISA 中可使本底加深。

（3）保存：一般来说 ELISA 血清最好要新鲜，若要贮藏，在 5 d 内测定的血清标本可放于 4℃，超过一周测定的需低温冰存，必须少量分装保存于低温冰箱，并防止反复冻融，反复冻融会使抗体效价跌落。冻结血清溶解后，蛋白质局部浓缩，分布不均，应充分混匀宜轻缓，避免气泡，可上下颠倒混合，不要在混匀器上强烈振荡。混浊或有沉淀的血清标本应先离心或过滤，澄清后再检测。

6. 操作注意

（1）从冰箱中取出的试验用试剂应待温度与室温平衡后使用。试剂盒中本次试验不需用的部分应及时放回冰箱保存。

（2）加样：在 ELISA 中一般有 3 次加样步骤，即加标本，加酶结合物，加底物。加样时应将所加物加在 ELISA 板孔的底部，避免加在孔壁上部，并注意不可溅出，不可产生气泡。加标本一般用微量加样器，按规定的量加入板孔中。每次加标本应更换吸嘴。

（3）洗涤方法：① 甩干各孔内液体；② 过洗 1 次（将洗涤液注满各孔后，即甩去）；③ 浸泡，即将洗涤液注满板孔，放置 1~2 min，间歇摇动；④ 甩去各孔内液体，并吸水纸上拍干；⑤ 重复操作以上两步，洗涤 3 次。注意洗涤应严格按照以上步骤进行，不可随意缩短浸泡时间或简化洗涤步骤，以免残留非特异性吸附，引起假阳性结果。

（4）读取结果：酶标仪操作时室温宜在 15~30℃，使用前先预热仪器 15~30 min，测读结果更稳定。选择正确的波长，并在规定时间内读取 OD 值。TMB 经 HRP 作用后，约 40 min 显色达顶峰，随即逐渐减弱，至 2 h 后即可完全消退至无色。各类酸性终止液则会使蓝色转变成黄色，此时可用特定的波长（450 nm）测读吸光值。

二 免疫荧光技术

免疫荧光技术（IF）的基本原理是将已知的抗体或抗原分子标记上荧光素，当与其相对应的抗原或抗体起反应时,所形成的复合物上就带有一定量的荧光素,在荧光显微镜下便可以看见发出荧光的抗原抗体结合部位,从而检测出抗原或抗体。其优点在于能比较快速地测出少量抗原或抗体在细胞内或组织内的定位及分布,同时也是测定血清抗体的一种比较敏感的方法。常用的荧光素有:① 异硫氰酸荧光素(FITC),为黄色、橙黄色或褐黄色结晶粉末,有两种异构体,易溶于水和酒精等溶剂。分子量为389,最大吸收光谱为490~495 nm,最大发射光谱为520~530 nm,呈现明亮的黄绿色荧光,是最常用的标记抗体的荧光素。② 四甲基异氰酸罗达明(TRITC)是一种紫红色粉末,较稳定,是罗达明的衍生物。最大吸收光谱550 nm,最大发射光谱620 nm 呈橙红色荧光,与FITC 发射的黄绿色荧光对比鲜明,常用于双标记染色。按照抗原抗体反应的结合步骤,免疫荧光法可分为以下几种,即直接法、间接法、补体法和双重免疫荧光法,下面仅介绍直接法和间接法。

(一)操作步骤

1. 直接免疫荧光法检测抗原

(1)滴加0.01 mol/L,pH7.4 的PBS 于待检标本切片上,10 分钟后弃去,使标本保持一定湿度。

(2)滴加适当稀释的荧光标记的多克隆抗体溶液,使其完全覆盖标本,置于有盖搪瓷盒内,37℃保温30 分钟。

(3)取出玻片,置玻片架上,先用0.01 mol/L,pH7.4 的PBS 冲洗后,再按顺序过0.01 mol/L,pH7.4 的PBS 三缸浸泡,每缸3~5 min,不时振荡。

(4)取出玻片,用滤纸吸去多余水分,但不使标本干燥,加一滴缓冲甘油,以盖玻片覆盖。

(5)立即用荧光显微镜观察。

2. 间接免疫荧光法测定抗体

(1)滴加0.01 mol/L,pH7.4 的PBS 于已知抗原标本切片上,10 min 后弃去,使标本切片保持一定湿度。

(2)滴加以0.01 mol/L,pH7.4 的PBS 适当稀释的待检抗体标本,覆盖已知抗原标本切片。将玻片置于有盖搪瓷盒内,37℃保温30 min。

(3)取出玻片,置于玻片架上,先用0.01 mol/L,pH7.4 的PBS 冲洗1~2 次,然后按顺序过0.01 mol/L,pH7.4 的PBS 三缸浸泡,每缸5 min,不时振荡。

(4)取出玻片,用滤纸吸去多余水分,但不使标本干燥,滴加一滴一定稀释度的荧光标记的抗人球蛋白抗体。

(5)将玻片平放在有盖搪瓷盒内,37℃保温30 min。

(6)重复操作(3)。

(7)取出玻片,用滤纸吸去多余水分,滴加一滴缓冲甘油,再覆以盖玻片。

(8)荧光显微镜低倍或高倍视野下观察。

(二)实验结果判定与分析

荧光显微镜下观察标本的特异性荧光强度,一般可用"+"表示:(-)无荧光;(±)极弱的可疑荧光;(+)荧光较弱,但清楚可见;(++)荧光明亮;(+++~++++)荧光闪亮。待检标本特异性荧光染色强度达"++"以上,而各种对照显示为(±)或(-),即可判定为阳性。

(三)注意事项

(1)免疫荧光法最适宜进行冰冻切片的染色,因为此种切片一般抗原保存的较好。若是石蜡切片则应首先选用免疫酶法等染色技术。

(2)使用商品的荧光标记抗体:在进行染色前应作抗体效价的测定,找出最佳的稀释度后再进行成批染色。一般而言,在阳性物质发出明亮荧光而背景又较暗时的稀释度较为合适。高稀释度的荧光抗体可以减少非特异性着色使染色结果更具特异性,但稀释度过高会导致假阴性的出现;低稀释度的荧光抗体使结果较易观察,但会带来非特异性的着色,甚至出现假阳性的结果。

(3) 非特异性荧光的消除:非特异性荧光的消除方法较多,一般而言,冰冻切片的非特异性荧光较强,石蜡切片的非特异性荧光较弱。常用的方法有:① 先用非免疫血清如 10％牛血清等处理切片,然后再行荧光染色;② 用小鼠相应组织的干粉吸收荧光抗体中的非特异性成分;③ 选择合适的稀释度和切片;④ 选用高特异性和高效价的荧光抗体。

(4) 洗涤要彻底:每道程序都要用蒸馏水或缓冲液洗涤以清除残留在切片中的试剂,以达到特异性着色的目的。洗涤时无论是冲洗还是震荡洗涤,其基本原则是要达到洗涤干净的目的,或者说充分稀释上一程序中的试剂,使其含量降至最低。一般只要有足够的时间,以静置延长每次洗涤时间为宜,主要为了防止脱片。洗涤液的 pH 应为 7.2～7.4 之间,过高或过低均不利于染色过程,尤其是在偏碱的 pH 条件下。

(5) 孵育时间与温度:染色的时间和温度需要根据各种不同的标本及抗原而变化,染色时间可以从 10 min 至数小时,一般 30 min 已足够。染色温度多采用室温(25℃左右),高于 37℃可加强染色效果,但对不耐热的抗原可采用 0～2℃的低温,延长染色时间。低温染色过夜较 37℃ 30 分钟效果好得多。免疫荧光法一般孵育温度在 37℃,时间为 20～30 min 即可。

(6) 为了保证荧光染色的正确性,首次试验时需设置下述对照,以排除某些非特异性荧光染色的干扰:① 标本自发荧光对照:标本加 1～2 滴 0.01 mol/L,pH7.4 的 PBS;② 特异性对照(抑制试验):标本加未标记的特异性抗体,再加荧光标记的特异性抗体;③ 阳性对照:已知的阳性标本加荧光标记的特异性抗体;④ 阴性对照:阴性标本加荧光标记的特异性抗体;⑤ 空白对照,用 PBS 替代特异性抗体,结果应为阴性。如果标本自发荧光对照和特异性对照呈无荧光或弱荧光,阳性对照和待检标本呈强荧光,则为特异性阳性染色。

(7) 一般标本在高压汞灯下照射超过 5 min,就会有荧光减弱现象,故荧光染色后最好在 1 h 内完成观察,或于 4℃保存 4 h,随着时间的延长,荧光强度会逐渐下降。

(8) 已知抗原标本片需在操作的各个步骤中,始终保持湿润,避免干燥。

三 免疫组织化学技术

免疫组织化学技术(IHC)是应用免疫学基本原理——抗原与抗体特异性结合的原理,通过化学反应使标记抗体的显色剂(酶、金属离子、同位素等)显色来确定组织细胞内抗原,对其进行定位、定性及定量的研究。

免疫组化实验所用标本主要为组织标本和细胞标本两大类,前者包括石蜡切片(病理大片和组织芯片)和冰冻切片,后者包括组织印片、细胞爬片和细胞涂片。其中石蜡切片是制作组织标本最常用、最基本的方法,对于组织形态保存好,且能作连续切片,有利于各种染色对照观察;还能长期存档,供回顾性研究;石蜡切片制作过程对组织内抗原暴露有一定的影响,但可进行抗原修复,是免疫组化中首选的组织标本制作方法。

在免疫组织化学技术中,标记物的示踪剂可以是酶、胶体金或放射性核素,检测方法可以是直接、间接酶标记抗体法,亦可以是 PAP、ABC 法及在此基础上衍生发展出的其他方法。实验室中一般以 ABC 法较为常用。ABC 法是利用亲和素与生物素特有的高度亲和力这一生物学性质,先将生物素与辣根过氧化物酶(HRP)结合,形成生物素化 HRP,然后与亲和素按一定比例混合,形成 ABC 复合物,用生物素化二抗与一抗结合,再与 ABC 复合物联合形成抗原-抗体-生物素化二抗- ABC,最后用底物显色剂显色的方法。

(一) 操作步骤

(1) 脱蜡水化:二甲苯Ⅰ15 min→二甲苯Ⅱ15 min→100％乙醇 15 min→100％乙醇Ⅱ5 min →90％

乙醇 5 min→80％乙醇 5 min→70％乙醇 5 min。

（2）抗原热修复（用于福尔马林固定的石蜡包埋组织切片）

1）高压热修复：在沸水中加入 EDTA(pH8.0)或 0.01 mol/L 枸橼酸缓冲溶液(pH6.0)。盖上不锈钢高压锅的盖子，但不进行锁定。将玻片置于金属染色架上，缓慢加压，使玻片在缓冲液中浸泡 5 分钟，然后将盖子锁定，小阀门将会升起来。10 min 后，去除热源，置入凉水中，当小阀门沉下去后打开盖子。本方法适用于较难检测的抗原或核抗原修复。

2）煮沸热修复：电炉或者水浴锅加热 0.01 mol/L 枸橼酸缓冲溶液(pH6.0)至 95℃左右，放入组织切片加热 10～15 min。

3）微波热修复：将切片置于 0.01 mol/L 枸橼酸缓冲溶液(pH6.0)中微波中档抗原修复 10 min，自然冷却 20 min。适用的抗原有：Bax，Bcl-2，C-kit，C-myc，E-cadherin，Chromogranin A，Heat shock protein，p53，p34，p16，p15，PKC，PR，PCNA 等。

（3）PBS 冲洗，5 min×3 次，加 3％过氧化氢甲醇溶液，20 min。

（4）PBS 冲洗，5 min×3 次，滴加封闭液，室温孵育 20～30 min。

（5）倾去吸净血清后滴加一抗，37℃孵育 1 小时或室温 1 小时或 4℃过夜。

（6）PBS 冲洗，5 min×3 次，滴加生物素标记的二抗，室温孵育 1 h。

（7）PBS 冲洗，5 min×3 次，滴加 HRP 标记的生物素与亲和素的复合物，室温孵育 1 h。

（8）PBS 冲洗，5 min×3 次后滴加新鲜配制的显色剂（DAB 显色试剂盒），室温下孵育 3～5 min，显微镜下掌握染色程度。

（9）自来水充分冲洗，苏木素复染 2 min，盐酸酒精分化，自来水冲洗返蓝。

（10）梯度酒精脱水，二甲苯透明，中性树胶封片，光镜下观察。

（二）实验结果判定与分析

1. 免疫组化结果的判断原则　免疫组化结果的判断原则概括起来有以下几点。

（1）必须同时设对照染色，如阴、阳性对照，包括抗体的阴、阳性对照及标本的阴、阳性对照。

（2）要区别特异染色与非特异染色：抗原表达必须在特定部位，如 LCA 应定位在细胞膜上；CK 应定位在细胞浆内；PCNA 及 p53 蛋白应定位在细胞核内；不在抗原所在部位的阳性着色，一概不能视为阳性。尽量避开出血、坏死及切片刀痕和界面边缘细胞的阳性表达，特别是酶免疫标记，因为这类阳性着色多系内源干扰，或系人为因素所致。

（3）对免疫组化标记结果的意义不能绝对化，应结合临床资料、X 线等影像学及实验结果综合分析。

2. 阳性标记的形态特征和判断　免疫组化标记具有一定的形态特点，若能熟练掌握则有助于对免疫组化标记结果的正确判断。免疫显色强度和阳性细胞密度是定性定量指标，实际工作中常采用强度和密度结合的方法综合计量，与抗原含量有关；阳性细胞的着色形态及组织分布特点主要是定位指标，与功能有关。

（1）阳性标记免疫特征：分"弱（＋）"、"中（＋＋）"、"强（＋＋＋）"三级。免疫荧光法（FITC 为例）表现为浅绿色荧光、明显绿色荧光和亮绿色耀眼荧光；免疫酶标记（HRP-DAB/H_2O_2）则表现为淡黄色细颗粒、棕黄色颗粒和褐黄色粗颗粒，后者耀眼易见。一般图片照相，原则上多取强阳性区域。

（2）阳性标记细胞学特征（以 HRP-DAB/H_2O_2 为例）可分为四种阳性细胞类型：① 胞膜型；② 胞核型；③ 胞质（浆）型；④ 复合型。这与抗原所在部位相关联，但应注意排除因组织固定不好引起的抗原弥散假象，尤其是复合型图像。

（3）阳性标记组织学特征（以 HRP-DAB/H_2O_2 为例）：免疫组化染色阳性细胞在组织中的分布排列形式可以有如下 7 种：① 局灶型；② 弥漫型；③ 片块型；④ 网状型；⑤ 腺管型；⑥ 腔缘型；⑦ 菊团型。这主要取决于抗原抗体复合物在细胞内的分布和阳性细胞在组织内的群体分布特点。

（4）阳性标记强度特征：依照细胞阳性着色程度（抗原含量），可分为：弱阳性（＋）：1分；中等阳性（＋＋）：2分；强阳性（＋＋＋）：3分。依照阳性细胞数量，可分为：弱阳性（＋，指阳性细胞总数在25%以下）；中等阳性（＋＋，指阳性细胞总数在25%～49%）；强阳性（＋＋＋，指阳性细胞总数在50%以上）。

3. 免疫组化中的假阴性和假阳性　　免疫组化中假阴性的原因主要有：① 组织处理不当，抗原丢失过多或被遮蔽；② 抗体失活、效价过低或稀释度不合适（主要指一抗，即特异性抗体）；③ 染色步骤遗漏及差错，或显色剂的选择、缓冲液的 pH 和离子强度不当等。针对上述原因，严格按照操作规程，注意对抗体的保存及使用合适的抗体浓度等，一般可解决假阴性的问题。

假阳性均系由多种因素造成的非特异性染色所致，能严重干扰免疫组化染色结果的正确判断，应竭力避免或减轻。其原因涉及免疫组化染色流程的各个环节，可来自：① 自发荧光或内源酶等干扰；② 抗体试剂不纯（特别是一抗）；③ 操作失误，如污染、切片干枯或显色剂操作不当等。造成假阳性及非特异性背景着色的原因清楚后，可针对上述不同原因采取相应措施。

（三）注意事项

（1）组织切片必须完整、均匀、平展、无褶皱。切片的附贴必须牢固，可使用合适的粘贴剂（如蛋白甘油等）。免疫组织化学染色前的前期准备工作，就是必须对新的载玻片进行处理（如浸酸等）。

（2）切片必须烘烤附贴牢固，既要经得起抗原修复时高温的作用而不会轻易脱片，又不至于破坏抗原。

（3）切片脱蜡必须干净，若脱蜡和水化不全易出现局灶性反应和浸洗不全，而产生非特异性背景着色。

（4）组织在制作过程中，由于化学试剂的作用封闭了抗原，又由于热的作用致使部分抗原的肽链发生扭曲，致使在免疫组化的染色时不能将其显示出来，故需对抗原进行修复。室温冷却时不可将切片从缓冲液中取出冷却，因蛋白能恢复原有的空间构型。

（5）抗体能被组织切片中富有电荷的胶原和结缔组织成分吸附，从而导致背景着色，为了防止这种现象，最好在特异性抗体处理切片之前，选择与二抗种属相同的非免疫血清封闭电荷，阻止一抗与之结合，抑制非特异性背景染色。

（6）市场销售的一抗分为即用型和浓缩型两种，对于浓缩型一抗，应摸索出最佳的工作效价，抗体浓度过高或过低都将可能出现阴性结果，稀释特异性抗体常用含1%～3%非免疫血清的 PBS，最好现配现用，稀释后的一抗存放时间不可超过3 d。

（7）必须选择合适的抗体及连接抗体，否则可造成假阴性的现象。如若第一抗体选用的是单克隆鼠抗人抗体，连接抗体须选择相应的抗鼠 IgG。

（8）当 PBS 冲洗完毕后，在加入抗体前，必须将存留于切片上的多余的 PBS 轻轻甩干，但不能让切片干涸。切片干涸，易产生非特异性染色。但若切片上 PBS 存留过多，又会稀释加入的抗体，最终影响结果判断。

（9）背景的深浅和特异性染色的深浅均可以由 DAB 孵育条件决定。DAB 的显色时间主要由显微镜下控制，到出现特异性染色较强而本底着色较浅时即可冲洗。

（10）复染的目的是形成细胞轮廓，易对目的蛋白进行定位，常用苏木素复染。苏木素复染时间要根据室温、溶液的新旧及目的抗原等情况而定。

（赵婷婷　刘晓燕　任子健）

第十章 动物生物信号的采集方法

一 动物肌电的记录

采用的实验对象为家兔、豚鼠等,实验步骤如下。

1. 麻醉　用20%氨基甲酸乙酯溶液(5 ml/kg)耳缘静脉注射(图10-1)。
2. 固定　将实验对象仰卧位固定于手术台上(图10-2)。

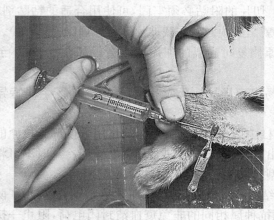

图10-1　耳缘静脉注射

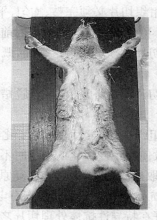

图10-2　家兔固定

3. 脱毛　分别对实验对象的右上肢、左下肢、右下肢进行脱毛。
4. 安放电极　先对脱毛的肢体内侧用酒精和生理盐水(去脂导电)处理后再接上电极,电极接法为:正极(红色)接右上肢,负极(绿色)接左下肢,地线(黑色)接右下肢。
5. 记录　打开 PowerLab 或 MD2000 等生物信号采集系统进行记录。

二 动物血压的记录

采用的实验对象为家兔、大鼠等,实验步骤如下。

1. 麻醉　用20%氨基甲酸乙酯溶液(5 ml/kg)耳缘静脉注射。
2. 固定　将实验对象仰卧位固定于手术台。
3. 分离颈总动脉　正中切开颈部皮肤,于气管两侧分离出左、右颈总动脉(图10-3)。
4. 穿线　在右颈总动脉下穿线,以备提起阻断血液测升压反射用。
5. 结扎　在左颈总动脉的远心端结扎,近心端夹上动脉夹以阻断血流。
6. 动脉插管　在靠近结扎线处用眼科剪剪一小口,朝心脏方向插入充满肝素的动脉插管,用线结扎固定(插管前应自耳缘静脉注射0.5%肝素溶液0.5~1 ml,图10-4)。
7. 记录　打开动脉夹,使血液与抗凝剂充分混合,打开连接换能器的三通待血压稳定后,接入 PowerLab 或 MD2000 信号采集系统进行数据采集。

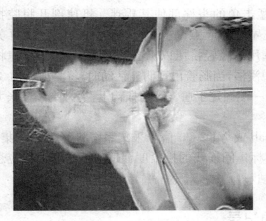
图 10-3　家兔颈部切口

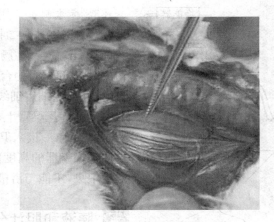
图 10-4　分离颈动脉

三　动物呼吸运动的记录

采用的实验对象为家兔、大鼠等，实验步骤如下。

1. 麻醉　用 20％氨基甲酸乙酯溶液（5 ml/kg）耳缘静脉注射。
2. 固定　将实验对象仰卧位固定于手术台。
3. 暴露气管　手术沿颈部正中切开皮肤，用止血钳钝性分离气管前面的肌肉，暴露气管。
4. 气管插管　把甲状软骨以下的气管与周围组织分离，剪开气管，插入"Y"形气管插管（图 10-5）。
5. 分离两侧迷走神经　用棉线结扎并固定气管，分离两侧迷走神经，在神经下穿线备用，手术完毕后用生理盐水纱布覆盖手术伤口部位。
6. 打开腹腔　切开胸骨下端剑突部位的皮肤，沿腹白线问下切开 2 cm 左右，打开腹腔。
7. 完全游离剑突　暴露出剑突软骨和剑突骨柄，辨认剑突内侧面附着的两块膈小肌，仔细分离剑突与膈小肌之间的组织并剪断剑突骨柄（注意压迫止血），使剑突完全游离，此时可观察到剑突软骨完全跟随膈肌收缩而上下自由移动。

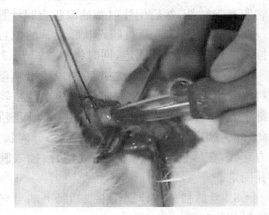
图 10-5　气管插管

8. 记录　用弯针钩住剑突软骨，使游离的膈小肌和张力换能器相连接，接入 PowerLab 或 MD2000 信号采集系统进行数据采集。

四　动物胃肠平滑肌的记录

采用的实验对象为家兔、大鼠等，实验步骤如下。

1. 恒温平滑肌槽　在恒温平滑肌槽的中心管加入台氏液，外部容器中加装温水，开启电源加热，浴槽温度将自动稳定在 38℃左右。将浴槽通气管与增氧泵相连接，调节橡皮管上的螺旋夹，使气泡一个接一个地通过中心管，为台氏液供养。
2. 麦氏浴槽　安装好一套麦氏浴槽（图 10-6）。浴槽内加入 38℃台氏液，将增氧泵与 L 形通气管相连以供氧气。将浴槽放入盛有 38～39℃水的烧杯内，其下用酒精灯加热，通过观察安置在浴槽中的温度计，使台氏液温度始终保持在 38～39℃。

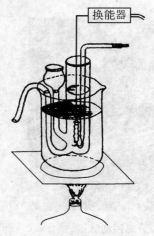

图 10-6　麦氏浴槽

3. 标本制备　用木棍猛击兔的头枕部使其昏迷。迅速剖开腹腔找到胃，以胃幽门与十二指肠交界处为起点，先将肠系膜沿肠缘剪去，再剪取 20～30 cm 肠管。在肠管外壁用手轻轻挤压以除去肠管内容物，并迅速将肠管放大 35℃ 左右的台氏液中浸浴，当肠管出现明显活动时，将其剪成约 3 cm 长的肠段，两端用细线结扎，一端固定于通气管的挂钩上，另一端系于张力换能器的弹性悬梁臂上。

4. 记录　接入 PowerLab 或 MD2000 信号采集系统进行数据采集（适当调节换能器的高度使其与标本间连线的松紧度合适。标本和连线应悬于浴槽中央，不能与浴槽壁接触）。

五　胰液和胆汁分泌的记录

采用的实验对象为狗，实验步骤如下。

1. 麻醉　按 30 mg/kg 静脉注射 3% 戊巴比妥钠麻醉动物。

2. 固定　将实验对象仰卧位固定于手术台。

3. 气管插管　切开颈部进行气管插管后。

4. 暴露腹腔　于剑突下沿正中线切开腹壁 10 cm。暴露腹腔，拉出胃，双结扎肝胃韧带，在结扎线中间剪断。

5. 结扎　将肝脏上翻找到胆囊及胆囊管（图 10-7），将胆囊管结扎，然后用注射器抽取胆囊胆汁数毫升备用。

6. 胆管插管　通过胆囊及胆囊管的位置找到胆总管，插入胆管插管，结扎固定，同时将胆总管十二指肠端结扎。

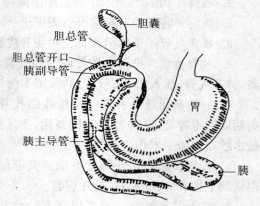

图 10-7　狗胰腺主导管和胆总管解剖位置示意图

7. 胰管插管　从十二指肠末段找出胰尾，沿胰尾向上将附着于十二指肠的胰腺组织用盐水纱布轻轻剥离，在尾部上方 2～3 cm 处可找到一白色小管从胰腺穿入十二指肠，此为胰主导管。认定胰主导管后，分离胰主导管并在下方穿线，在尽量靠近十二指肠处切开，插入胰管插管，并结扎固定。

8. 静脉插管　分别在十二指肠上端与空肠上端各穿一粗棉线备用。最后作股静脉插管，供输液与注射药物时用。

9. 记录　分别把充满生理盐水的乳胶管接到胆管插管和胰管插管上，通过两个受滴棒分别接入 PowerLab 或 MD2000 信号采集系统进行数据采集。

六　动物尿量的记录

采用的实验对象为家兔、大鼠等，实验步骤如下。

1. 麻醉　用 20% 氨基甲酸乙酯溶液（5 ml/kg）耳缘静脉注射。

2. 固定　将实验对象仰卧位固定于手术台。

3. 气管插管　颈部剪毛，做颈部正中切口，分离气管并插入气管插管。

4. 动脉插管　分离左侧颈总动脉，按常规将充满肝素生理盐水的动脉插管（已连接血压换能器）插入颈总动脉内。

5. 分离右侧迷走神经　分离右侧迷走神经，在其下方穿两条线备用。手术结束后，用浸有 38℃ 生理盐水的纱布覆盖手术部位。

6. 切开腹壁　腹部剪毛,于耻骨联合上方正中做一 3～5 cm 长的切口,沿腹白线切开腹壁(图 10-8)。

7. 插入输尿管　将膀胱向尾侧移出体外,暴露膀胱三角,确认输尿管后,将靠近膀胱处的输尿管用止血钳做钝性分离,穿线备用。将近膀胱端的输尿管穿线结扎,在靠近结扎线处剪一斜向肾脏的小口,将充满生理盐水的细塑料管向肾脏方向插入输尿管,备用线结扎固定。此后,可看到尿液从细塑料管中慢慢逐滴流出(图 10-9)。

8. 记录　将换能器接入 PowerLab 或 MD2000 信号采集系统进行数据采集。

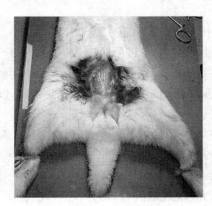
图 10-8　下腹壁切口

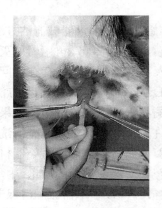
图 10-9　膀胱插管

（朱学江）

参考文献

许晨耘,柯雅娟. 2007. 手术器械清洁方法的研究进展. 中国消毒学杂志,24(6):564~565.

曹秋莲,刘英,赵玛丽. 2007. 再生器械灭菌前物品的质量控制. 护士进修杂志,22(2):124~125.

王凤勤. 2007. 医疗器械清洗中存在的问题. 中国消毒学杂志,24(5):478~479.

王玫,余春,王芳. 2007. 采用不同清洗方法对手术器械清洗质量的影响. 广州医学院学报,35(1):57~58.

李梅. 2007. 酶在医疗器械清洗中的效果观察. 中华医院感染学杂志,17(4):431~432.

宋烽,董薪,许多朵. 2006. 手术器械清洗方法的研究. 中华医院感染学杂志,16(4):410~411.

黄梅花. 2002. 如何有效地清洗污染器材. 现代护理,8(9):731.

黄靖雄. 2007. 如何保证灭菌的质量. 中华医院感染学杂志,10(2):88.

曾卫红,李文霞. 2007. 手术器械润滑保养的方法比较研究. 现代医院,7(2):71~72.

杨安钢,毛积芳,药立波. 2001. 生物化学与分子生物学实验技术. 北京:高等教育出版社.

陈钧辉等. 2008. 生物化学实验. 第 4 版. 北京:科学出版社.

F. M. 奥斯伯等. 2008. 精编分子生物学实验指南. 第 5 版. 北京:科学出版社.

张燕婉,叶珏,时娜,等. 2009. 实验室常用计量仪器的使用与维护. 中国医学装备,6(1):49~52.

杨建雄. 2009. 生物化学与分子生物学实验技术教程. 第 2 版. 北京:科学出版社.

胡还忠. 2010. 医学机能学实验教程. 第 3 版. 北京:科学出版社.

肖德生,谢克平,吕力为. 2003. 生物医学机能实验与研究. 北京:人民卫生出版社.

高兴亚,戚晓红,董榕等. 2010. 机能实验学. 第 3 版. 北京:科技出版社.

龚永生,陈醒言. 2008. 医学医学机能学实验教程. 北京:人民卫生出版社.

严杰,邓冰湘. 2009. 医学医学机能学实验教程. 北京:人民军医出版社.

王清勇,冯世俊,刘作屏. 2005. 生理学·病理生理学·药理学实验指导. 北京:人民军医出版社.

戚中田. 2003. 医学微生物学. 北京:科学出版社.

司徒镇强,吴军正. 2004. 细胞培养. 西安:世界图书出版社.

章静波. 2002. 组织和细胞培养技术. 北京:人民卫生出版社.

杨革. 2004. 微生物学实验教程. 北京:科学出版社.

谷鸿喜. 2003. 医学微生物学. 北京:北京大学医学出版社.

黄秀梨. 1999. 微生物学实验指导. 北京:高等教育出版社.

章静波. 2002. 组织和细胞培养培养技术. 北京:人民卫生出版社.

张卓然. 1999. 实用细胞培养技术. 北京:人民卫生出版社.

刘鼎新,吕证宝. 1997. 细胞生物学研究方法与技术. 第 2 版. 北京:北京医科大学中国协和医科大学联合出版社.

辛华. 2001. 细胞生物学实验. 北京:科学出版社.

章静波. 1996. 细胞生物学实用方法与技术. 北京:北京大学医学出版社.

王伯沄等. 2000. 病理学技术. 北京:人民卫生出版社.

杜卓民. 1998. 实用组织学技术. 第 2 版. 北京:人民卫生出版社.

刘能保,王西明. 2002. 现代实用组织学与组织化学技术. 武汉:湖北科学技术出版社.